わかりやすい 食品化学 第2版

田 村 勉 監修

吉田 孝
早瀬 文孝
佐藤 隆一郎 編著

臼井 照幸
金子 成延
竹中 麻子
長澤 孝志
渡辺 寛人
渡邊 浩幸 共著

三共出版

第 2 版発行にあたって

　本書は吉田勉名誉教授の監修のもと，この分野の第一線で研究・教育を続けている指導者的立場の先生方にご尽力いただき，「第 2 版」を出版することになった。

　食品化学の分野は多岐にわたり研究が進展し，新知見が日々明らかとなり，ますます，生体の機能との関係や食品成分の化学変化，安全性が注目されている。それらの知見に基づき初版から訂正を重ねていった。この「第 2 版」は特に「5 章　食品の安全性」「6 章　食品の機能性」を主に改訂し，発行することとした。

　本書は初版から興味深い多くの内容を読者に提供している。農学系・家政学系・化学系・医学系・薬学系の学問を目指す学生をはじめ，この分野に関心のある一般の方々にも広く活用してほしいと願うものである。本書に対するご意見，ご指摘がありましたら，ご連絡いただければ幸いです。

　本書の「第 2 版」につきましては三共出版の秀島功氏に多大なご尽力を頂きました。ここに謝意を申し上げます。

2019 年 1 月

早瀬文孝

まえがき

　近年，食品にまつわる安全性など様々な問題が噴出し，同時に食品機能に対する報道が多くなされており国民の食への関心は日々高まってきている。われわれが健康に生活していくためには，栄養バランスのとれた食品の摂取が不可欠であるし，食べ物に対する幅広い正確な知識が必要である。食品に関する教科書・参考書も多く世の中に出ているが，最先端の研究内容をわかりやすく紹介された教科書が求められている。そこで，本書は食品化学の基礎と先端的な内容をわかりやすく紹介することを目的として，出版されたものである。
　以下，その内容を簡単に紹介する。本書は6章から構成されている。
　　1章では食品と健康とのかかわりや，機能について全般的な内容を記述した。
　　2章では食品の成分を主要成分，特殊成分に分類し，わかりやすく解説した。
　　3章では食品成分の化学を酸化や成分間反応の立場から記述した。
　　4章では物理的方法と化学的方法による食品の貯蔵について解説した。
　　5章では食品の安全性について遺伝子組換え食品，BSE，内分泌攪乱物質をとりあげ最新の情報を提供した。
　　6章では食品の機能性に関し，特定保健用食品やそのほかの機能について最新の情報を記述した。
　本書は，大学，短大，専門学校などにおける食品化学の教科書・参考書として対応できるものである。また，食品に関心のある方への参考書としても有効であろう。
　このような本書が，食品化学の基礎的理解に役立つことを期待するものであるが，さらに多くの読者からのご指導・ご叱正をいただければ幸いである。
　このようにして本書を完成することができたのは，編者および執筆者を絶えずご指導・激励していただいた監修者吉田勉先生の熱意のお陰であり，編者および執筆者一同心より感謝申し上げる。また，三共出版の秀島功氏には，本書の企画から完成に至るまで，絶えず多くのご指導，ご助言をいただいたことに，厚く御礼申し上げる。

　　平成20年2月

編著者一同

監修者の言葉

　本書を刊行した三共出版㈱からは，すでに『わかりやすい栄養学』を始め，主として栄養士・管理栄養士用に『わかりやすい〇〇』シリーズが出版されている。しかし，このシリーズ中には農学系・応用生物科学系を対象とする教科書はなかったが，三共出版の秀島功氏から相談を受け，編者として最適と思われる方を探すことにしたところ，幸いにも，この分野での研究・教育を長年にわたり続けておられる早瀬文孝・佐藤隆一郎両教授の快諾を頂戴することができた。ここに気鋭の両教授のご尽力により新進の先生方に加わって頂いた結果，多彩な構成の執筆陣による『わかりやすい食品化学』が完成した。

　進展著しい食品化学の新知見が随所に並べられているにもかかわらず，かなり"わかりやすい"努力がされていて，本書は興味深い多くの内容を読者に提供している。農学系・応用生物科学系の学問を目指す学生はもちろんのこと，この分野に関心を持つ一般の方々にも広く活用してほしいと願うものである。

2008年3月

監修者記す

目　次

1　食品とは　1

2　食品の成分

2-1　主要成分　3
- 2-1-1　水　3
- 2-1-2　炭水化物　6
- 2-1-3　脂　質　15
- 2-1-4　タンパク質　23
- 2-1-5　ミネラル　33
- 2-1-6　ビタミン　37

2-2　特殊成分　45
- 2-2-1　色　素　45
- 2-2-2　味　52
- 2-2-3　香　り　59
- 2-2-4　辛　味　63
- 2-2-5　有害成分　64

3　食品成分の化学

3-1　酸　化　68
- 3-1-1　酵素的酸化　68
- 3-1-2　自動酸化　69
- 3-1-3　光増感酸化　73

3-2　加熱変化　73
- 3-2-1　糖　質　73
- 3-2-2　タンパク質・ペプチド・アミノ酸　74
- 3-2-3　脂　質　75

3-3　亜硝酸の反応　76

3-4　アルカリ中でのタンパク質の反応　76

3-5　酸化脂質とタンパク質の反応　77

- 3-6 酵素による変化 ··· 77
  - 3-6-1 酵　素 ·· 77
  - 3-6-2 酵素反応の性質 ··· 78
  - 3-6-3 食品成分に作用する酵素 ································ 79
  - 3-6-4 酵素反応の制御と食品保存，酵素による変化 ····· 83
  - 3-6-5 食品の生産と加工における酵素の利用 ············· 84
- 3-7 褐変反応 ··· 86
  - 3-7-1 非酵素的褐変 ··· 86
  - 3-7-2 褐変に伴って起こる諸現象 ····························· 89
  - 3-7-3 褐変の利用と防止 ·· 93
  - 3-7-4 酵素的褐変 ·· 93

4　食品の貯蔵

- 4-1 原　理 ··· 96
- 4-2 物理的方法 ·· 97
  - 4-2-1 乾　燥 ·· 97
  - 4-2-2 低温貯蔵 ·· 98
  - 4-2-3 加熱，電磁波，高圧，キュアリング貯蔵 ········· 100
- 4-3 化学的方法 ·· 102
  - 4-3-1 塩蔵，糖蔵，酢漬 ·· 102
  - 4-3-2 化学薬品添加法 ·· 103
  - 4-3-3 酸素の除去 ·· 104
  - 4-3-4 CA 貯蔵 ··· 104
  - 4-3-5 くん煙 ·· 104

5　食品の安全性

- 5-1 遺伝子組換え食品 ··· 108
  - 5-1-1 遺伝子組換え作物の作出法 ··························· 108
  - 5-1-2 遺伝子組換え食品の開発状況 ························ 109
  - 5-1-3 主要な遺伝子組換え農作物 ··························· 109
  - 5-1-4 遺伝子組換え食品の安全性 ··························· 112
  - 5-1-5 遺伝子組換え食品の現状 ······························ 112
- 5-2 BSE ··· 114
  - 5-2-1 BSE 発生の経緯 ··· 114

5-2-2	BSE の発症メカニズム	114
5-2-3	BSE と食品の安全対策の経緯	115

5-3 内分泌撹乱物質 ································ 116
   5-3-1 内分泌撹乱物質とは ······················ 116
   5-3-2 内分泌撹乱物質の作用 ···················· 118
   5-3-3 内分泌撹乱物質の現状 ···················· 120
   5-3-4 内分泌撹乱作用が疑われている物質 ········· 120

6 食品の機能性

6-1 保健機能食品 ···································· 123
   6-1-1 保健機能食品とは ························ 123
   6-1-2 栄養機能食品 ···························· 123
   6-1-3 機能性表示食品 ·························· 124

6-2 特定保健用食品 ·································· 126
   6-2-1 特定保健用食品とは ······················ 126
   6-2-2 特定保健用食品の開発 ···················· 126
   6-2-3 新しい特定保健用食品制度の創設 ··········· 126
   6-2-4 特定保健用食品利用上の注意 ··············· 128

6-3 機能を有する成分 ································ 129
   6-3-1 整腸作用に関する成分 ···················· 129
   6-3-2 カルシウム吸収促進成分 ·················· 130
   6-3-3 コレステロール低下作用に関する成分 ······· 132
   6-3-4 血圧降下作用成分 ························ 135
   6-3-5 貧血改善作用成分 ························ 137
   6-3-6 虫歯予防効果作用に関する成分 ············· 137
   6-3-7 血糖低下作用に関する成分 ················· 139
   6-3-8 その他の機能成分 ························ 141

6-4 その他の食品機能 ································ 142
   6-4-1 アレルギー低減化 ························ 142
   6-4-2 食品の抗酸化能 ·························· 145

索　　引 ·· 154

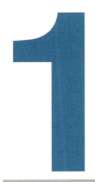

食品とは

　ヒトは通常，一日3回，食品を口にし，日々の生活に必要な栄養素を確保している。このような栄養面での機能を食品の一次機能と言う。単に栄養素の補給という目的であれば，活動，成長に必要な栄養素をすべて含んだ錠剤を服用することも理論上可能であるが，当然，そのような生活は何とも味気ないものとなることは想像できる。つまり，食品を口にすることには，栄養素の補給のみならず，おいしさ，香り，においといった部分を嗜好することが含まれる。このような嗜好面での機能を食品の二次機能と言う。さらに近年，生活習慣病などの疾患の発症のリスクを低減させる新たな食品の機能が提唱され，この三次機能が注目を集めている。

表 1-1　食品の機能

一次機能	栄養面でのはたらき
二次機能	嗜好面でのはたらき
三次機能	疾病の予防面でのはたらき

　現在の日本では，65歳以上の高齢者は全人口の20％以上を占め（高齢化率と呼ぶ），2015年には25％を，2050年には35％を超えることが予想されている。このような高齢社会において，生活習慣病患者の増加は防ぎようがない現実である。また，2005～6年において国民1人当たりの医療費はおよそ25万円であるのに対し，高齢者のそれは66万円と突出している。つまり高額な医療費を必要とする高齢者が占める割合が益々増加する社会が待ち受けているのである。そのような環境の中，膨大化する国民医療費を少しでも圧縮するためには，医療のお世話にならない高齢者が多数を占める高齢社会を構築する以外に有効な手だては見当たらない。その過程において，食品の三次機能，つまり疾患の発症リスクを低減させる機能に大きな期待が寄せられている。

　生活習慣病とはその名称の通り，食生活を含む日々の生活習慣に起因して起こる種々の疾患を総称したものであり，換言するとその多くは食生活などを改善することにより未然に防ぎうる，あるいは発症を遅延さ

せることが可能と考えることができる。したがって，一日3度の食事の際に口にする食品をバランスよく，かつ適量摂取することは大変大事である。しかし現実にはこれを忠実に守ることはなかなか難しく，知らず知らずのうち，あるいは気づきながらも誘惑に負けて偏食，過食に陥り，生活習慣病発症への引き金を引くことになる。健康維持を達成するには，毎回の食事で口にする食品に含まれる栄養素のバランス，個々の食品の特性をつぶさに周知していることが必要とされる。さらには，食品の第三次機能に基づく機能性食品の活用も国民の健康維持にとって，有益な手段と考えられている。

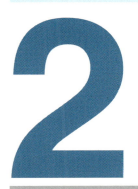

2 食品の成分

2-1 主要成分

2-1-1 水

(1) 構造と性質

　食品素材である動物組織や植物には通常多量の水分が含まれている。水分子は水素原子2個と酸素原子1個が結合した単純な構造であるが，酸素原子の電気陰性度が大きいので，酸素原子は電子を引きつけ－に荷電した状態になり，水素原子は＋に荷電した状態となる。水分子が極性を持つため，水分子間の酸素と水素の間で電気的相互作用を受けやすくなる。このように電子密度が低くなった水素原子が他分子の電気陰性度の大きい原子に引きつけられるために起こる結合状態を水素結合という（図2-1）。

　水素結合によって分子間相互作用が大きくなることによって水は同程度の分子量の物質と比べて沸点が高いという性質を示す。また，＋や－

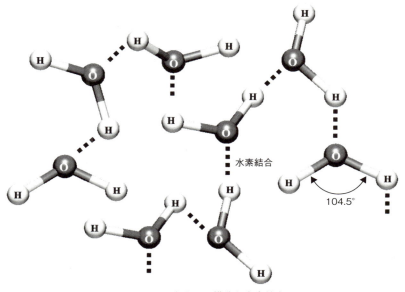

図2-1　水分子の構造と水素結合

に荷電したイオンと相互作用し，塩化ナトリウムのような塩類を溶解する性質を示す。さらに，多くの水酸基を持つ糖類のような極性基をもつ分子を溶解しやすい（図2-2）。

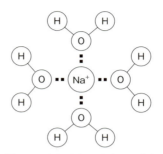

図2-2　ナトリウムイオンの水和

　水は凍結すると水素原子と酸素原子の間の相互作用によって格子状の結晶構造をとり，液体状態よりも約9％体積が増加する。この現象は食品の凍結時に組織を破壊する原因となる。凍結によって組織が破壊された食品は，融解した後に物性が変化したり，細胞組織から可溶成分が流出して風味が変化したりすることがある。

(2) 結合水と自由水

　食品中に存在している水の一部は，食品成分表面の極性官能基やイオン性官能基と強く結合して束縛されている。この状態の水を結合水という。結合水は食品成分に単分子層で結合していると考えられている。単分子層の外側には，結合水と水素結合した水や，食品成分と比較的緩やかに相互作用している水の層があり，準結合水と呼ばれている。さらに外側には自由に運動できる自由水が存在する（図2-3）。結合水は氷点下の温度でも凍結せず，乾燥によっても容易に除去することはできない。また，カビや細菌などの微生物も利用することができない。食品中の水分を考える場合には，全体の水分含量よりも，自由に動ける水の量を考慮することが重要である。

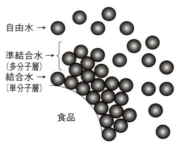

図2-3　結合水と自由水の概念図

(3) 水分活性

　水分活性（A_w）は，純水の一定温度での蒸気圧（P_0）に対する測定

表 2-1　食品，塩化ナトリウム溶液およびショ糖溶液の水分活性（A_w）

水分活性(A_w)	NaCl(%)	ショ糖(%)	食品
1.00〜0.95	0〜8	0〜44	新鮮肉，果実，野菜，シロップ漬けの缶詰果実，塩漬けの缶詰野菜，フランクフルトソーセージ，バター，低食塩ベーコン
0.95〜0.90	8〜14	44〜59	プロセスチーズ，パン類，生ハム，ドライソーセージ，高食塩ベーコン，濃縮オレンジジュース
0.90〜0.80	14〜19	59〜飽和(A_w 0.86)	熟成チェダーチーズ，加糖練乳，ハンガリアサラミ，ジャム，砂糖漬けの果皮
0.80〜0.70	19〜飽和(A_w 0.75)		糖蜜，高濃度の塩蔵魚
0.70〜0.60			パルメザンチーズ，乾燥果実，コーンシロップ
0.60〜0.50			チョコレート，菓子，蜂蜜，ヌードル
0.4			乾燥卵，ココア
0.3			ポテトチップス，クラッカー，ケーキミックス
0.2			粉乳，乾燥野菜，くるみの実

（J.A. Troller, J.H.B. Cristion（平田孝ほか訳），『食品と水分活性』，学会出版センターより一部改変）

しようとしている水溶液の同一温度における蒸気圧（P）の比で，次のように表される。

$$A_w = \frac{P}{P_0}$$

　水分活性の変化は，水に溶質が溶解すると水の一部分の運動が抑制されるために蒸気圧が低下することから起こる。理想溶質の 1.0M 溶液では，25℃で A_w は 0.9823 となる。食塩のような電解質の場合にはイオン解離の影響でこれよりも低くなり，1.0 M 溶液で 0.9669 となる。水分活性は自由に運動できる水の量の指標となるため，水分活性が低下すると生物が利用できる水の割合が低下することになる。水分活性が低い状態ほどカビや細菌などの微生物が利用できる水が少なくなるため腐敗しにくくなる。一般に一部の耐性微生物を除いてカビは A_w 0.85 以下，酵母は A_w 0.88 以下，細菌は A_w 0.94 以下では生育できないとされる。

　水分活性を低下させて食品の貯蔵性を向上させる方法として，食品の水分含量を下げる乾燥と，食塩やショ糖の濃度を上げる塩蔵・糖蔵などの方法がある。ある程度水分活性を抑えることで保存性を向上させた上で，乾燥食品などとは異なり，水を新たに加えなくても食べられる食品を，生鮮食品と乾燥食品の中間の食品という意味で，中間水分食品（intermediate moisture food, IMF）という。サラミソーセージ，ジャム，乾燥果実などが例としてあげられる。水分活性が 0.65 〜 0.9，水分含量が 10 〜 40% 程度のものが多い（表 2-1）。

　ある水分活性の食品を様々な相対湿度の状態で保存しておくと，水分活性が相対湿度よりも低い場合には水を吸着し，高い場合には水を放出する。平衡状態になった相対湿度が水分活性と等しい。一定温度での水

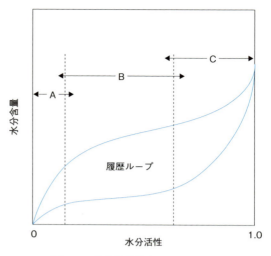

図 2-4　吸着等温線とヒステリシス

分活性と水分含量の関係を示したものを吸着等温線（等温吸湿脱湿曲線）という。図2-4に示すように，乾燥した食品への吸湿において，A領域では水の単分子層が形成され，B領域では多分子層吸着が起こり，C領域において細孔や毛管部に水が取り込まれる。吸着等温線は吸湿過程（吸湿等温線）と脱湿過程（脱湿等温線）では同じ水分含量でも水分活性が異なることが知られており，吸湿過程の方が同じ水分活性での水分含量が低い。このような現象を水の履歴現象（ヒステリシス）という。吸湿等温線と脱湿等温線に囲まれた履歴ループの大きさと形は食品によって異なっている。

2-1-2　炭水化物

(1) 定　義

炭水化物は糖質ともいわれ，ポリヒドロキシカルボニル類，すなわちカルボニル基（アルデヒド基とケトン基）と複数の水酸基をもつ化合物とその誘導体，およびそれらの重合体である。多くは$C_m(H_2O)_n$の組成式であることから炭水化物（carbohydrate）と呼ばれるが，窒素など，他の元素を含む場合もある。天然物中に大量に存在し，生物体のエネルギー源や構造成分となっている。糖質はその基本単位である単糖と重合物であるオリゴ糖（単糖が2〜10個程度重合したもの），多糖（重合度が大きいもの）に分類される。天然物中の糖質はほとんど重合体となっており，遊離で存在する単糖の割合は少ない。

(2) 単　糖

単糖は構成する炭素原子の数によって三炭糖（トリオース），四炭糖（テトロース），五炭糖（ペントース），六炭糖（ヘキソース）などと呼

ばれる。食品中に含まれる単糖類のほとんどは、五炭糖か六炭糖である。構造中のカルボニル基がアルデヒド基となっているものをアルドース、ケトン基となっているものをケトースという（図2-5）。単糖類のカルボニル基は還元性を有する。糖質分子中には不斉炭素があり、炭素数が多くなると不斉炭素原子も多くなるため数多くの立体異性体が存在する。ペントアルドースは3個の不斉炭素原子を有するため$2^3=8$個の立体異性体があり、ヘキソアルドースは4個の不斉炭素原子を有するため$2^4=16$個の立体異性体がある（図2-6）。カルボニル基から最も遠い不斉炭素原子の立体異性体は鏡像体の関係になり、これらはグリセルアルデヒドを基準としてD型、L型に分類される。天然物中の単糖類のほとんどはD型となっている。

カルボニル基はアルコールと反応してヘミアセタールを形成する。単糖中のカルボニル基が分子内のアルコールと反応すると環状構造を形成する。五炭糖、六炭糖のほとんどは分子内ヘミアセタール型で存在し、

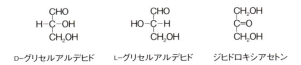

図2-5　最も基本的なアルドースとケトースの化学構造

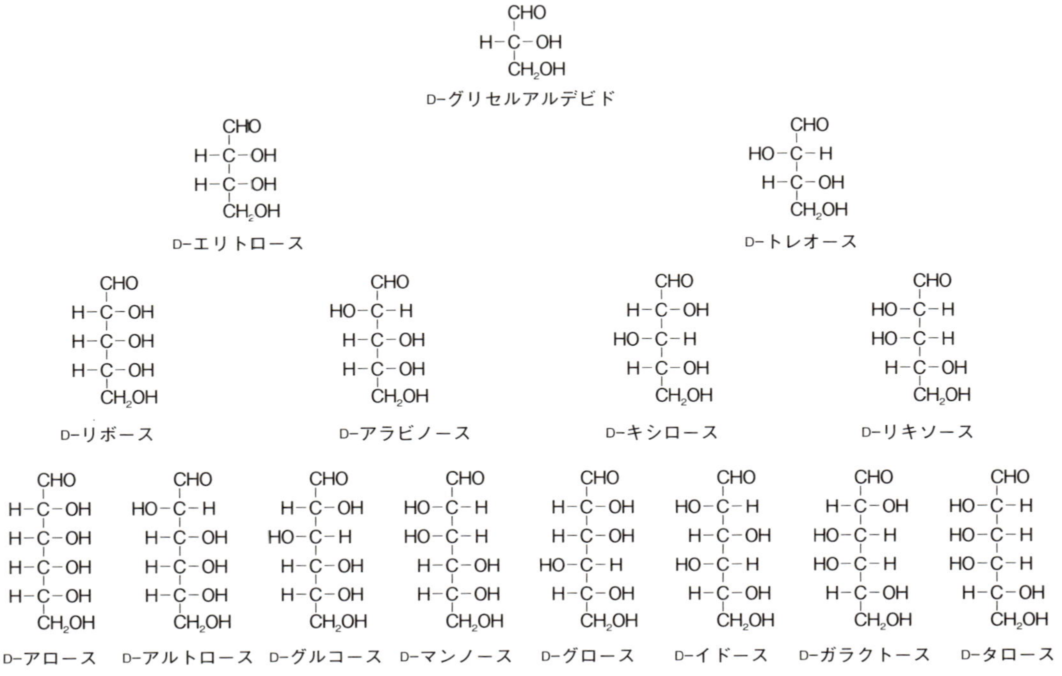

図2-6　D-アルドースの化学構造と立体異性体

グルコースのようなヘキソアルドースの場合，C-4位の水酸基とのヘミアセタールでは5員環を形成し，C-5位の水酸基とのヘミアセタールでは6員環を形成する。5員環のヘミアセタール構造のものをフラノース（furanose），6員環のものをピラノース（pyranose）と呼ぶ。ヘミアセタール構造をとった場合，C-1位の炭素原子は新たに不斉炭素原子となるため，新たな立体異性体が生じる。この異性体をアノマー（anomer）といい，α型およびβ型として区別する。α型とはFischer投影図でD，L型を定める炭素原子のOH基と同じ方向（シス型）に，C-1位のOH基が出ているものをいい，β型とは逆方向（トランス型）に出ているものをいう。直鎖型（カルボニル型）と環状型（ヘミアセタール型）は平衡関係にあり，容易に相互変換するので，直鎖型を介することでα型，β型の相互変換も容易に起こる（図2-7）。

ヘミアセタールはさらにアルコールと脱水縮合反応してアセタールを生成する。糖のアセタールをグリコシドといい，他の分子と形成した結合をグリコシド結合という。糖が他の糖分子と結合した場合にはオリゴ糖，多糖を形成する。単にグリコシドという場合には糖以外の化合物とのグリコシドを指す場合が多く，配糖体ともよばれる。配糖体の糖以外の部分をアグリコンという。

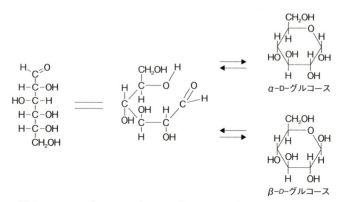

図2-7　α-D-グルコースとβ-D-グルコースの相互変換（互変異性）

（i）主な単糖

自然界で存在量が多いのは，ヘキソースではグルコース，フルクトース，ガラクトース，マンノースであり，ペントースではアラビノース，キシロース，リボースである（図2-8）。単糖はその構造中のカルボニル基が高い反応性を有するため，遊離の形で存在することは少ない。単糖のカルボニル基（アルデヒド基）は還元性を示し，還元性を示す糖を還元糖と呼ぶ。一方，還元性を示さない糖を非還元糖と呼ぶ。単糖は食品中でオリゴ糖類，多糖類の構成成分となっていることが多い。

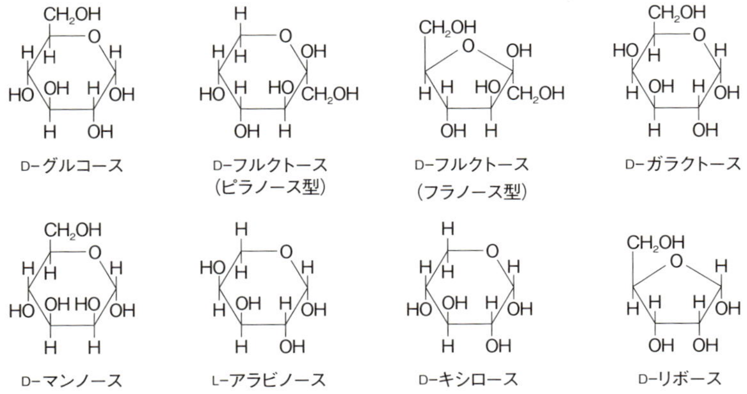

図2-8 主な単糖の化学構造

グルコース（ブドウ糖）　エネルギー源として極めて重要な糖質である。血液中のグルコース濃度は血糖値と呼ばれる。食品中では遊離で存在することは少ないが，果実やハチミツ中には高濃度で存在する。縮合物は自然界に大量に存在し，少糖類としてスクロースやラクトースを構成し，多糖類としてデンプンやセルロースなどを構成する。

フルクトース（果糖）　単糖では最も甘みが強く，果実やハチミツ中に高濃度で存在するケトースである。スクロースやイヌリンの構成糖である。デンプンを加水分解して得られたグルコースは，グルコースイソメラーゼにより半分がフルクトースに変化する。このグルコースとフルクトースの混合物を異性化糖という。フルクトースの甘味が強いため，砂糖と同程度の甘味になる。フルクトースは低温ほど甘味が強くなるので，異性化糖は清涼飲料水などで大量に使用されている。

ガラクトース　乳中のラクトースの構成糖である。また，海藻に含まれるガラクタンや，豆類や穀類中のアラビノガラクタンの構成糖でもある。

マンノース　こんにゃく中のグルコマンナンの構成糖として存在する。

ペントース類　L-アラビノース，D-キシロースはヘミセルロースの構成糖であり，D-リボースはその脱酸素誘導体である2-デオキシ-D-デオキシリボースと共に核酸の構成成分である。

(ii) 単糖誘導体

単糖のカルボニル基が還元されてアルコールとなった誘導体である糖アルコールや，一部の水酸基がアミノ基に置換したアミノ糖，カルボニル基から離れた端の水酸基が酸化してカルボキシル基になったウロン酸

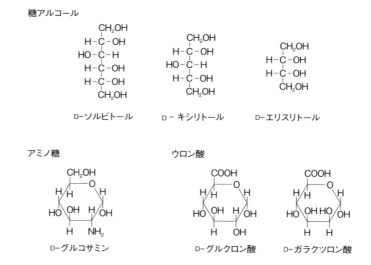

図2-9 主な単糖誘導体の化学構造

などがある（図2-9）。

ソルビトール グルコースから得られる糖アルコールである。溶解するときの吸熱性が高いので清涼感のある甘味料として広く使われる。吸湿性が高いため，デンプンの老化防止剤としても利用される。

キシリトール キシロースの還元により得られる糖アルコールである。スクロースと同程度の甘味を持ち，非う食性甘味料として利用されている。

エリスリトール エリトロースの還元により得られる糖アルコールで，非う食性の甘味料として使用される。溶解するときの吸熱性が高いので清涼感のある甘味料である。

グルコサミン グルコースのC-2位の水酸基がアミノ基と置換したアミノ糖である。動物結合組織のヒアルロン酸などのグリコサミノグリカンの成分となっている。アミノ基がアセチル化したものを N- アセチルグルコサミンといい，エビやカニの甲殻に含まれるキチンを構成している。

ウロン酸 ガラクツロン酸はガラクトースの6位の炭素がカルボキシル基になったウロン酸であり，ペクチン質の構成成分である。グルコースの6位の炭素がカルボキシル基となったグルクロン酸は動物の結合組織のヒアルロン酸やコンドロイチン硫酸を構成している。

(3) オリゴ糖類

単糖が2個から10個くらいまで結合したものをオリゴ糖と呼ぶ。結

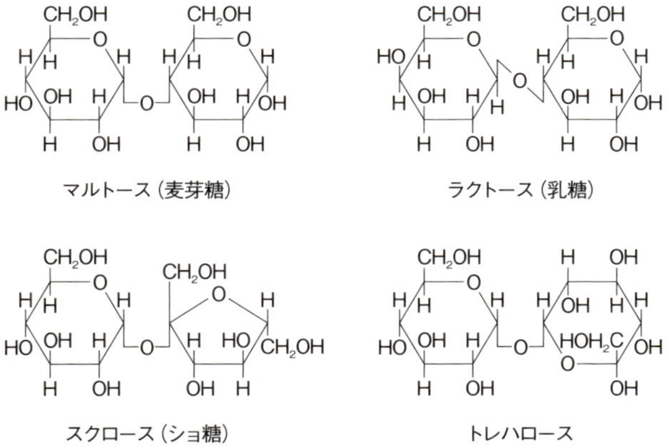

図2-10 主なオリゴ糖の化学構造

合した単糖の数によって二糖，三糖などという。結合はアルドースのC-1位のヘミアセタールの-OH基が他の単糖の-OH基と脱水縮合したグリコシド結合による。α型，β型アノマーのいずれの形が結合しているかということと，他方の単糖の結合部位によって，α-1,4結合，β-1,3結合などと呼ばれる（図2-10）。

(i) 主なオリゴ糖

マルトース（麦芽糖） α-D-グルコースとD-グルコースがα-1,4結合したものである。デンプンがアミラーゼで分解されると生成する。ビール醸造に用いられる麦汁中には麦芽中のアミラーゼで生成したマルトースが大量に存在しており，アルコール発酵の原料となる。

スクロース（ショ糖） グルコースC-1位とβ-D-フルクトースのC-2位がα-1,2結合したもので植物中に広く分布する。グルコース，フルクトースともにアセタール部分で結合しているので非還元性糖になる。サトウキビ，テンサイ中に特に多く，砂糖の原料となる。スクロースを酸あるいはインベルターゼによってグルコースとフルクトースに分解したものを転化糖という。この名称は，スクロースの加水分解によって溶液の旋光度が＋から－に変化することから名付けられている。フルクトースはスクロースに比べて甘味が強いため，同一濃度のスクロースより甘味が強くなる。

ラクトース（乳糖） ガラクトースとグルコースがβ-1,4結合したもので，乳中に含まれている。乳児にとって重要なエネルギー源である。

トレハロース グルコースがα-1,1結合した非還元性二糖である。植物，キノコ，藻類，酵母などに含まれている。保水性が高く，食品添加物として使用されている。

難消化性オリゴ糖 フラクトース，ガラクトース，キシロースなどからなるオリゴ糖で，ヒトの消化酵素では消化できないため，低エネルギー甘味成分として利用される。非う食性，整腸作用などの効果も報告されている。難消化性ヘテロオリゴ糖としてはガラクトース，グルコース，フルクトースを構成単糖とするラフィノース，スタキオースがあり，大豆，テンサイに含まれる。

(ii) オリゴ糖誘導体

マルチトール グルコースとソルビトールがα-1,4結合した糖アルコールで，マルトースを還元して生成する。

シクロデキストリン 6から8分子のD-グルコースが$\alpha(1\rightarrow4)$グリコシド結合によって結合し環状構造をとった環状オリゴ糖である。環状構造の内部は疎水性で外部は親水性であるため，疎水性分子を包接して水に溶解させたりする（図2-11）。

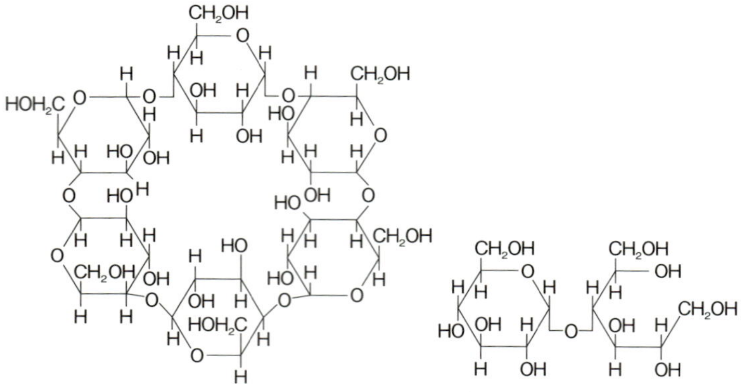

図2-11 主なオリゴ糖誘導体の化学構造

(4) 多糖類

単糖が多数結合して生じた糖類をいう。単一の単糖の重合物をホモグリカンといい，単糖の語尾の-oseを-anに変えた名称になる。例えばグルコースの重合物（ポリマー）はグルカンである。また，異種単糖の重合物をヘテログリカンという。直鎖のものや分岐があるものなどさまざまな構造のものがある。自然界の糖類の大部分は多糖の形で存在する。多糖類の生体内での働きにより，生物のエネルギー源の貯蔵形態としての貯蔵多糖類と，生物の骨格を形作る構造多糖類に分類される。デンプン以外のものは人間が消化できないものが多い。難消化性多糖類は食物繊維として働く。

デンプン 穀類，イモ類などの主要な貯蔵多糖類である。人間にとってエネルギー源として利用しやすいので，食品成分として大量に消費される。デンプンの構成成分にはアミロースとアミロペクチンがある。アミロースはグルコースがα-1,4結合で重合した直鎖状構造でほとんど分岐構造を持たず，分子量もアミロペクチンと比べて小さい。アミロペクチンはα-1,4結合主鎖からところどころでα-1,6結合の枝分かれが生じることで非常に大きな分子量になった多糖である（図2-12）。

デンプンは植物中では細胞のアミロプラストが変化したデンプン粒中に蓄えられる。デンプン粒は植物の種類によって大きさや形態が異なる。デンプン粒を水中で加熱すると結晶構造がほぐれてゲル化する。この現象をデンプンの糊化という。

デンプン中のアミロースの割合は植物によって異なるが通常は15～35％程度である。デンプン中のアミロースを合成しない変異体がいくつかの植物で知られ，通常の割合のアミロースを含むうるちデンプンに対してアミロースをほとんど含まないもちデンプンを生産する。糊化した場合，もちデンプンはうるちデンプンに比べて非常に強い粘りを生じる。米やトウモロコシのもちデンプンは食品素材として広く利用されている。

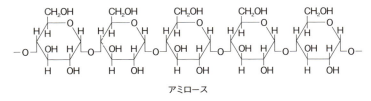

アミロペクチン
図2-12 デンプンの化学構造

グリコーゲン	動物の貯蔵多糖類でアミロペクチンと同様に$α-1,4$結合の主鎖から，$α-1,6$結合で枝分かれした構造を持つ。分岐度はアミロペクチンより高く，側鎖長は短い。
イヌリン	フルクトースが$β-2,1$結合したもので，ダリアやキクイモの貯蔵多糖である。
セルロース	グルコースが$β-1,4$結合で鎖状に結合した自然界で最も多量に存在する構造多糖類である。植物中の細胞壁の主要構成物質である。植物由来の食品素材を通して大量に摂取しているが，セルロースの分解酵素を持たないのでほとんど利用することができない。
ヘミセルロース	植物細胞壁のセルロースを取りまくかたちで存在する構造多糖類をいう。$β-1,4$結合のみからなるセルロースに対して，$β-1,3$結合，$β-1,6$結合を含むものなど多様な$β$-グルカンが知られている。また，構成単糖がキシロースの場合はキシラン，ガラクトースの場合はガラクタン，マンノースの場合はマンナンという。鎖状構造が数種類の単糖から構成されることも多く，こんにゃく中のグルコマンナンはグルコースとマンノースから形成される。異なる単糖が側鎖を形成している場合もあり，キシロースの主鎖に短いアラビノース側鎖をもつアラビノキシランなどがある。
ペクチン質	ガラクツロン酸およびそのメチルエステルが$α-1,4$結合で重合したもので植物細胞をつなぐ役割がある。食品ではジャムなどのゲル化剤，製パン生地の老化防止剤，クリーム類の安定化剤，トマトケチャップなどの安定化剤などに利用されている。
グルコマンナン	グルコースとマンノースが2:3から1:2くらいの割合で$β-1,4$結合した多糖で，こんにゃくから作られるこんにゃくマンナンがよく知られている。非常に保水性が高い。
キチン，キトサン	キチンはN-アセチルグルコサミンが$β-1,4$結合で重合したもので，エビ，カニなどの甲殻類の殻，昆虫の甲皮，菌類の細胞壁などに含まれる。キトサンはグルコサミンが$β-1,4$結合で重合したもので，クモノスカビなどの接合菌類の細胞壁に含まれる。工業的にはキチンを酸やアルカリで脱アセチル化して製造され，製造法によって脱アセチル化度が様々なものがある。
グリコサミノグリカン（ムコ多糖）	アミノ糖とウロン酸からなるヘテログリカンで動物の結合組織に広く分布する。コンドロイチン硫酸，ヘパラン硫酸，ケラタン硫酸，ヒアルロン酸などの種類がある。ヒアルロン酸以外はタンパク質と結合したプロテオグリカンとなっている。

海藻の多糖 アルギン酸，寒天，カラギナンなどがある。アルギン酸は，β-D-マンヌロン酸とα-L-グルロン酸のβ-1,4結合による重合体で褐藻類に多量に含まれている。食品ではアルギン酸のナトリウム塩やプロピレングリコールエステルが増粘剤やゲル化剤として利用される。

寒天はアガロースを主成分とする多糖で，D-ガラクトースと3,6-アンヒドロ-L-ガラクトースがβ-1,4結合したアガロビオースがα-1,3結合で重合しており，紅藻類に多く含まれる。食品のゲル化剤として使用される。

カラギナンはD-ガラクトースと3,6-アンヒドロ-D-ガラクトースの重合体で硫酸基をエステルとして含む。硫酸基の結合部位とアンヒドロ体の有無でκ-型，ι-型，λ-型に分けられる。食品の増粘安定剤として利用される。

その他の植物多糖類 樹木の粘質物質であるアラビアガム，トラガントガム，カラヤガム，種子の粘質物質であるグアーガム，ローカストビーンガムなどがあり，乳化安定化剤として利用されている。

2-1-3 脂　　質

(1) 定義と役割

脂質は水に不溶でクロロホルム，エーテルなどの有機溶媒に可溶な成分の総称である。決まった構造のものを指すわけではなく様々な化合物を含み，極性も多岐にわたるため，生物体からの抽出では単一溶媒ですべての脂質を抽出することができず，極性の異なる溶媒を組み合わせる必要がある。エーテル，クロロホルム－メタノール（2:1）混合液や水飽和ブタノールなどがよく用いられる。

脂質は炭水化物とともに人間の摂取するエネルギー源の重要部分となる。脂質は炭水化物と比べると炭素当たりの酸素原子数が小さい，すなわち酸化度が小さいので，単位質量当たりに取り出せるエネルギー量が1gあたり9kcalと，1gあたり4kcalである炭水化物，タンパク質の2倍以上であり，エネルギー源として有利である。

(2) 分　　類

脂質の分類法はいくつかあるが，その1つとして単純脂質，複合脂質，誘導脂質，その他の脂質に分類される（表2-2）。単純脂質は脂肪酸とアルコールとのエステルで極性を持たないものをいう。複合脂質は脂肪酸とアルコール以外の成分を含む脂質で，リン脂質，糖脂質などがある。また，誘導脂質には単純脂質，複合脂質を加水分解して生成する

表 2-2 脂質の分類

種類	構造
単純脂質	脂肪酸とアルコールのエステル
油脂	グリセロールと脂肪酸のエステル
ろう	高級アルコールと脂肪酸のエステル
ステロールエステル	ステロールと脂肪酸のエステル
複合脂質	脂肪酸とアルコール以外の成分を含む両親媒性の化合物
リン脂質	リン酸基を有する脂質
グリセロリン脂質	
スフィンゴリン脂質	
糖脂質	糖を有する脂質
グリセロ糖脂質	
スフィンゴ糖脂質	
硫脂質	
アミノ脂質	
リポタンパク質	
誘導脂質	単純脂質や複合脂質から生成する疎水性化合物
脂肪酸	鎖式モノカルボン酸
ステロール	脂環式アルコール
高級アルコール	一価鎖式アルコール（一般的には炭素数12以上）
脂溶性ビタミン	
脂溶性色素	
炭化水素	

（吉田勉監修，『わかりやすい食物と健康1』，三共出版（2007））

脂肪酸などがある。その他の脂質としてカロテノイドやステロイドなどのテルペン類などがあるが，分子種によっては脂肪酸とエステルを形成することがあるので，誘導脂質に含めることもある。

(3) 脂肪酸

脂肪酸は鎖状炭化水素のカルボン酸（図2-13）であり，脂質の重要な構成要素である。遊離で存在することは少なく，グリセロールと結合してトリグリセリドやリン脂質，糖脂質の構成要素となる。また，ステロールやカロテノイドなどの脂質成分と結合することもある。

天然の脂肪酸は一部の例外を除けば炭素数は16, 18, 20のような偶数である。脂肪酸には炭化水素鎖に二重結合を含まない飽和脂肪酸と炭化水素鎖に二重結合を含む不飽和脂肪酸がある。天然の不飽和脂肪酸の二重結合はほとんどシス型をとっており，トランス型はまれである。二重結合を2つ以上持つ場合には二重結合のあいだにメチレン基（$-CH_2-$）をはさんだ非共役二重結合となっている。共役二重結合では二重結合間の空間的配置が固定されるのに対して，非共役二重結合ではメチレン基での折れ曲がりの自由度が高い。また，シス型配置は空間的に大きな配置をとりやすいのでポリエン酸は不飽結合の部分で折れ曲って大きな空間を占めやすくなる。このような空間の占め方が不飽和脂肪酸と飽和脂肪酸の物性に大きく影響する。脂肪酸の融点は炭素数が大きいほど高くなるが，同じ炭素数の場合には不飽和結合が多いほど融点は低くなる。

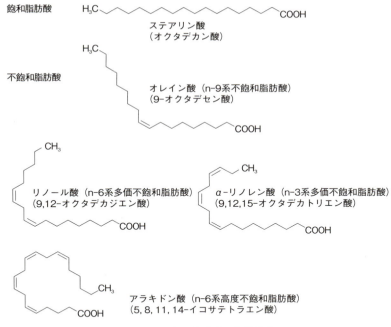

図2-13 主な脂肪酸の化学構造

　脂肪酸の多くは慣用名があり，リノール酸は炭素数が18で二重結合が2の脂肪酸で，簡単に表記する場合は炭素数と不飽和結合数からC18:2のように表記される（表2-3）。二重結合の位置を示す場合にはデルタ（Δ）またはnを用いて表現する。デルタ（Δ）はカルボキシル基を1番目の炭素とし，Δ9は9番目の炭素と10番目の炭素の間が不飽和であることを示す。nはメチル基の炭素を1番として用いる方法でn-6はメチル基から6番目の炭素と7番目の炭素の間が二重結合になっていることを示す。nのかわりにオメガ（ω）を用いることもある。

　nまたはωを用いた不飽和結合の位置表示は，脂肪酸の栄養や代謝の系統の違いを示すための分類に用いられる。ヒトが生合成できない必須脂肪酸であるリノール酸はC18:2 n-6，α-リノレン酸はC18:3 n-3と記される。人体中ではリノール酸からγ-リノレン酸（C18:3 n-6），アラキドン酸（C18:4 n-6）が順次生合成され，α-リノレン酸からエイコサペンタエン酸（C20:5 n-3），ドコサヘキサエン酸（C22:6 n-3）が生合成される。人間はn-3系列の脂肪酸とn-6系列の脂肪酸を相互変換することができない（図2-14）。したがって栄養学的には，これらの不飽和脂肪酸を異なったものと捉え，バランスのよい摂取が重要であると考えられている。

表 2-3 代表的な飽和脂肪酸と不飽和脂肪酸

炭素数：二重結合数	系統名	慣用名	融点(℃)	所在
飽和脂肪酸				
C4：0	ブタン酸	酪酸	−7.9	バター
C6：0	ヘキサン酸	カプロン酸	−3.4	バター
C8：0	オクタン酸	カプリル酸	16.7	ヤシ油，パーム核油，バター
C10：0	デカン酸	カプリン酸	31.6	ヤシ油，パーム核油，バター
C12：0	ドデカン酸	ラウリン酸	44.2	ヤシ油，パーム核油，バター
C14：0	テトラデカン酸	ミリスチン酸	53.9	ヤシ油，パーム核油，バター
C16：0	ヘキサデカン酸	パルミチン酸	63.1	カカオ脂，動物性油脂
C18：0	オクタデカン酸	ステアリン酸	69.6	カカオ脂，動物性油脂
C20：0	イコサン酸	アラキジン酸	75.3	落花生油，ショートニング
不飽和脂肪酸				
C16：1	9-ヘキサデセン酸	パルミトオレイン酸	0.5	魚油，マカダミアナッツなど動物植物油
C18：1	9-オクタデセン酸	オレイン酸	14.0	動植物油
C18：2	9,12-オクタデカジエン酸	リノール酸	−5.0	サフラワー油，大豆油など植物油
C18：3	9,12,15-オクタデカトリエン酸	α-リノレン酸	−11.3	あまに油，えごま油など植物油
C18：3	6,9,12-オクタデカトリエン酸	γ-リノレン酸		月見草油，桜草油
C20：4	5,8,11,14-イコサテトラエン酸	アラキドン酸	−49.5	肝油など動物油
C20：5	5,8,11,14,17-イコサペンタエン酸	IPA（または EPA）（イコサペンタエン酸）	−53.8	いわし油など魚介類
C22：6	4,7,10,13,16,19-ドコサヘキサエン酸	DHA（ドコサヘキサエン酸）	−44.1	いわし油など魚介類

系統名の数字は二重結合の位置を表し，カルボキシル基から数えて近い方の炭素番号である。
（日本油化学会編，『改定三版 油脂化学便覧』，丸善（1990））

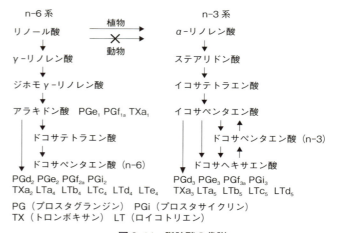

図 2-14 脂肪酸の代謝

(4) アシルグリセロール（グリセリド）

グリセロールの水酸基に脂肪酸がエステル結合したものをアシルグリセロール（グリセリド）という（図 2-15）。油脂，中性脂肪ともいう。油脂は食品素材としての脂質の大部分を占める。脂肪酸が 1 分子結合したものをモノアシルグリセロール（モノグリセリド），2 分子結合したものをジアシルグリセロール（ジグリセリド），3 分子結合したものをトリアシルグリセロール（トリグリセリド）という。食品中ではトリアシルグリセロールが大部分である。グリセロールに脂肪酸が結合して

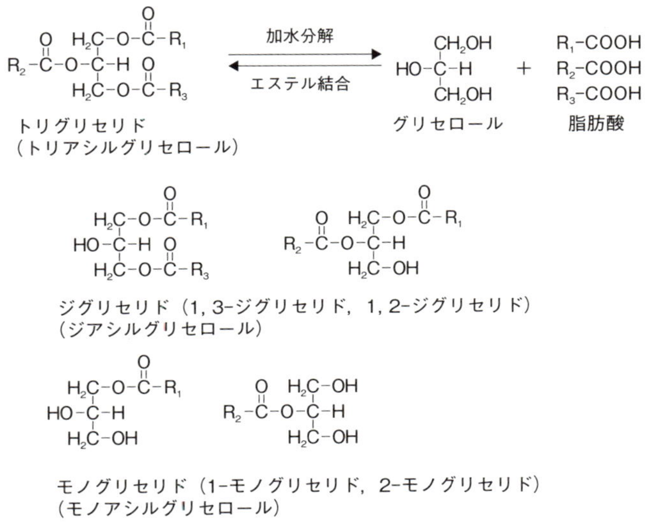

図2-15 油脂の構造

いる位置を示す場合には，Fischer投影図でグリセロールのC-2位の水酸基が左にくるように書き，上にくる炭素をC-1位，下にくる炭素をC-3位とする。

油脂の性質は，結合している脂肪酸の性質によって決まってくる。飽和脂肪酸が多い油脂の融点は高く，不飽和脂肪酸が多い油脂ほど融点は低くなる（表2-4）。不飽和度の高い脂肪酸ほど酸素による酸化を受け

表2-4 主な油脂の特徴

油脂	融点(凝固点) (℃)	ケン化価	ヨウ素価	主な構成脂肪酸
植物油脂				
乾性油				
大豆油	-8～-7	188～196	114～138	リノール酸, オレイン酸, パルミチン酸
サフラワー油	-5	186～194	120～150	リノール酸, オレイン酸
半乾性油				
ごま油	-6～-3	186～195	103～118	リノール酸, オレイン酸, パルミチン酸
コーン油	-18～-10	187～198	88～147	リノール酸, オレイン酸, パルミチン酸
なたね油	-12～0	167～180	94～107	オレイン酸, リノール酸, リノレン酸
綿実油	-6～4	189～197	88～121	リノール酸, パルミチン酸, オレイン酸
不乾性油				
オリーブ油	0～6	185～197	75～90	オレイン酸, リノール酸, リノレン酸
植物脂				
パーム油	27～50	196～210	43～60	パルミチン酸, オレイン酸, リノール酸
やし油	20～28	245～271	7～16	ラウリン酸, ミリスチン酸, パルミチン酸
動物油脂				
乳脂肪	35～50	190～202	25～60	パルミチン酸, オレイン酸, ステアリン酸, ミリスチン酸
牛脂	45～48	190～202	25～60	オレイン酸, パルミチン酸, ステアリン酸
豚脂	28～48	193～202	46～70	オレイン酸, パルミチン酸, ステアリン酸
魚油				
いわし油			163～195	パルミチン酸, オレイン酸, IPA, DHA

ハイリノール種とハイオレイック種の2品種があり，前者は乾性油で後者は不乾性油である。
（日本油化学会編，『改定三版 油脂化学便覧』，丸善（1990））

やすくなる。油脂の性質を示すために次のような指標が用いられている。

（i）ヨウ素価（Iodine value, IV）

油脂 100 g に付加するヨウ素のグラム数のこと。油脂の構成脂肪酸の不飽和度（二重結合数）の指標である。

（ii）ケン化価（saponification value, SV）

油脂 1 g をケン化（アルカリ加水分解してグリセロールと脂肪酸塩に分解）するのに必要な水酸化カリウム（KOH）のミリグラム数のこと。油脂の単位重量当たりのエステル結合数に比例し，構成脂肪酸の分子量を反映し，構成脂肪酸の平均分子量が小さいほどケン化価は大きくなる。

（iii）酸価（acid value, AV）

油脂 1 g に含まれる遊離脂肪酸を中和するのに必要な水酸化カリウム（KOH）のミリグラム数のこと。油脂の精製度や劣化度の指標となる。加熱や長期間の保存によるグリセリドの分解や，リパーゼによる脂肪酸の遊離などにより酸価は高くなる。

（iv）過酸化物価（peroxide value, POV）

油脂にヨウ化カリウム（KI）を加え，過酸化物（過酸化脂質）との反応により遊離されたヨウ素（I_2）の生成量を，油脂 1 kg におけるミリ当量数として表したもの。油脂の初期段階での酸化的劣化の指標となる。

（5）油脂の反応

（i）エステル交換反応

グリセロールにエステル結合している脂肪酸を触媒存在下で反応させて脂肪酸部分を入れ替えることが可能である。これによって油脂の物性などを変化させることができる。メタノールを添加したエステル交換反応では脂肪酸メチルエステルを生成することができる。脂肪酸メチルエステルはバイオディーゼル燃料としての利用が広がってきている。

（ii）水素添加

触媒存在下で不飽和脂肪酸に水素を添加して不飽和結合を飽和結合に変換することができる。不飽和脂肪酸を飽和脂肪酸に変換することで油脂の融点を上昇させて物性変化させるとともに，酸化からの安定化をすることができる。植物油からマーガリン，ショートニングの生成などに利用されている。

（6）ロウ（ワックス）

ロウは脂肪酸と高分子量脂肪族アルコールのエステルで植物や鳥の羽毛などで表面保護や水をはじくなどの役割がある。ヒトは栄養的な利用ができない。

(7) リン脂質

リン脂質はリン酸エステルを含む脂質である（図2-16）。構成成分としてアルコール部分がグリセロールのものをグリセロリン脂質，スフィンゴシンであるものをスフィンゴリン脂質という。リン脂質は疎水性基である脂肪酸のアルキル基と親水性基であるリン酸基を含む両親媒性構造を有しており，生体内で膜構造を形成する。食品中ではレシチン（ホスファチジルコリン）が代表的なもなもので，両親媒性構造によって水と脂肪のエマルションを安定化させる作用がある。

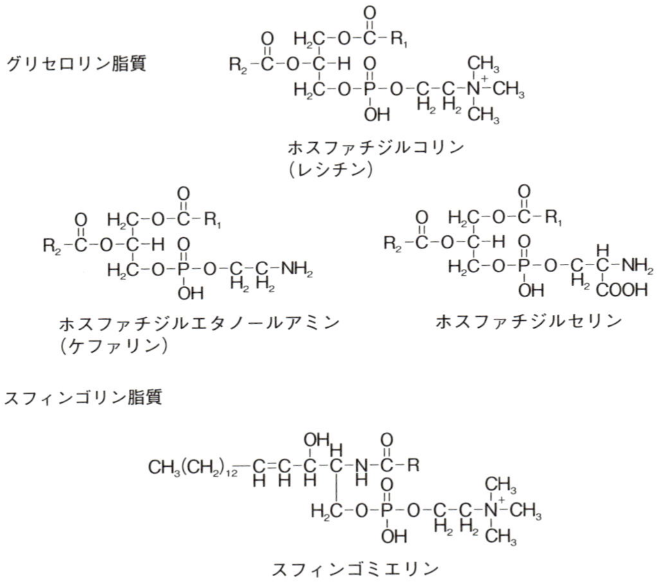

図2-16 主なリン脂質の化学構造

(8) 糖脂質

糖質がグリコシド結合で脂質のグリセロールあるいはスフィンゴシンの水酸基と結合した脂質をいう（図2-17）。

(9) テルペノイド，ステロイド

テルペノイドはイソプレン骨格が重合した骨格をもつもので様々な生理活性を持つ。直鎖状の骨格をもつテルペノイドとしてカロテノイドがあり，脂溶性色素のβ-カロテンやリコペンなどがある。油脂の酸化防止作用があるトコフェロール（ビタミンE）もテルペノイドである（図2-18）。

テルペノイドのうちで，環状構造のステロイド骨格を形成したものをステロイドという。ステロイド骨格のC-3位に水酸基が結合したものをステロールといい，食品中のステロイドの多くはステロール類である。コレステロールは動物の脂質中に多く含まれ，生体膜の構成成

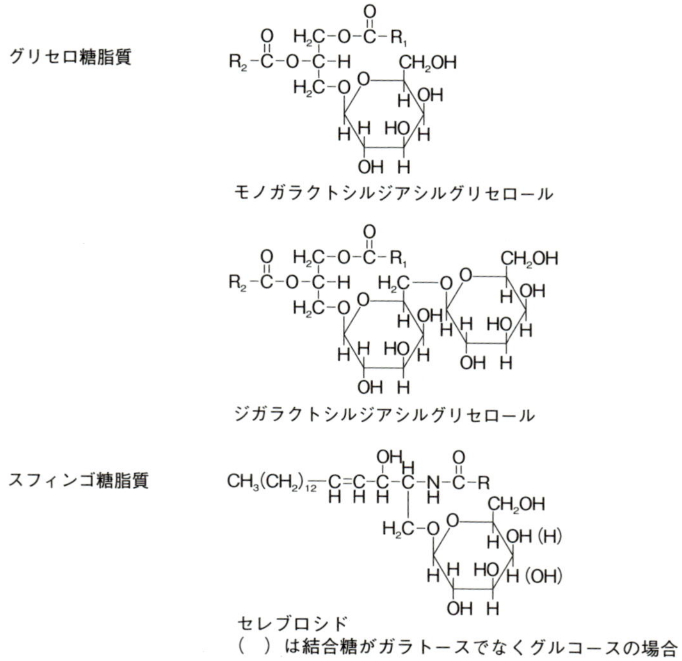

グリセロ糖脂質

モノガラクトシルジアシルグリセロール

ジガラクトシルジアシルグリセロール

スフィンゴ糖脂質

セレブロシド
（　）は結合糖がガラトースでなくグルコースの場合

図2-17　主な糖脂質の化学構造

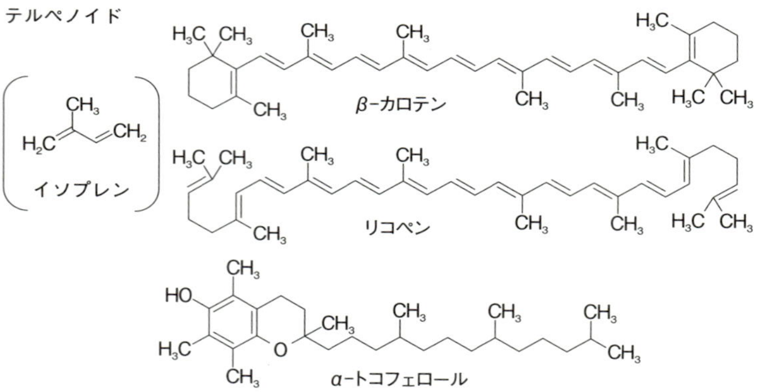

テルペノイド

イソプレン

β-カロテン

リコペン

α-トコフェロール

図2-18　主なテルペノイドの化学構造

分となっている。また，プロビタミンD（7-デヒドロコレステロール，エルゴステロール）もステロール類である。植物中にはエルゴステロール，カンペステロール，スチグマステロール，β-シトステロールなどがあり，フィトステロール（植物ステロール）と総称される（図2-19）。

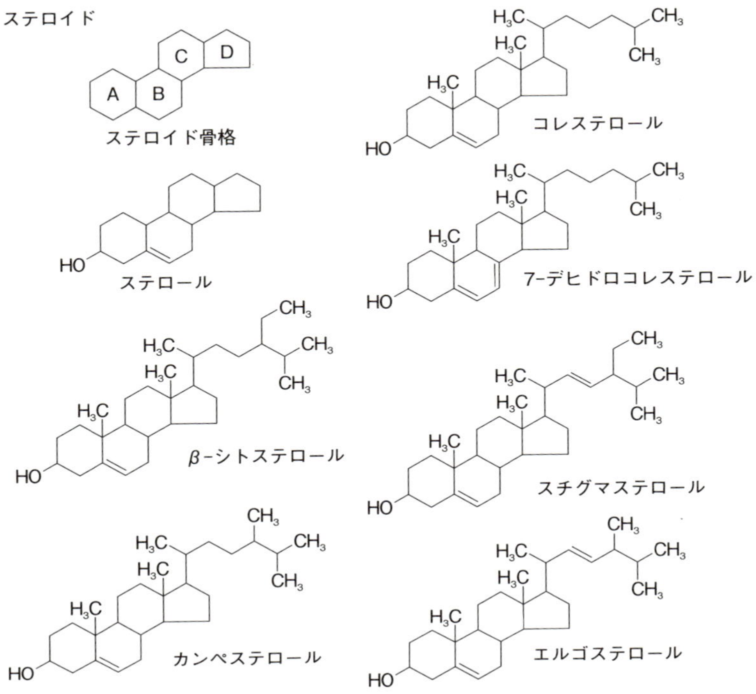

ステロイド

ステロイド骨格

ステロール

β-シトステロール

カンペステロール

コレステロール

7-デヒドロコレステロール

スチグマステロール

エルゴステロール

図2-19 主なステロイド（ステロール）の化学構造

2-1-4 タンパク質
(1) タンパク質とは

タンパク質は，生命の根源といわれる。体を構成している器官，組織の主要構成成分はタンパク質であり，体内でいろいろな物質代謝を触媒する酵素もタンパク質である。

タンパク質に塩酸を加えて加熱（加水分解）するとアミノ酸が生成することから，タンパク質はアミノ酸からできていることがわかる。アミノ酸は分子内にカルボキシル基とアミノ基を持つ両性電解質である。アミノ酸分子のカルボキシル基と他のアミノ酸のアミノ基が脱水縮合して結合（ペプチド結合）するとペプチドとなるが，これが多数つらなってできたポリマー（ポリペプチド）がタンパク質である（図2-20）。した

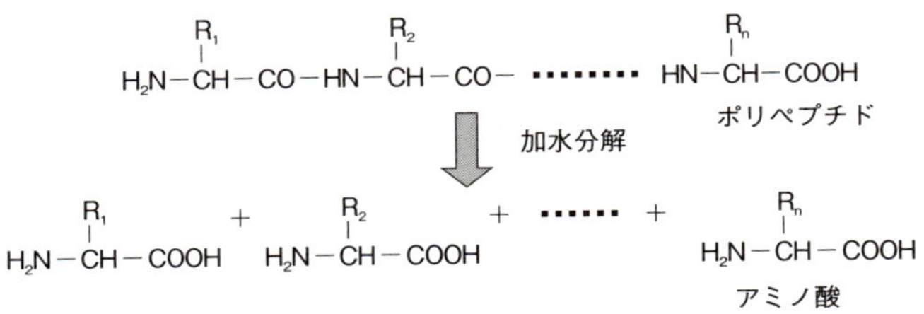

$H_2N-CH(R_1)-CO-HN-CH(R_2)-CO- \cdots\cdots HN-CH(R_n)-COOH$　ポリペプチド

↓ 加水分解

$H_2N-CH(R_1)-COOH + H_2N-CH(R_2)-COOH + \cdots + H_2N-CH(R_n)-COOH$　アミノ酸

図2-20 アミノ酸とタンパク質の関係

がって，タンパク質の性質はそれを構成するアミノ酸の性質に大きく依存する。

(2) アミノ酸の構造と機能

タンパク質を構成するアミノ酸は，1つの炭素原子にアミノ基（プロリンの場合はイミノ基）とカルボキシル基が結合する α-アミノ酸であり，側鎖の違いにより20種類存在する（図2-21）。またグリシンを除

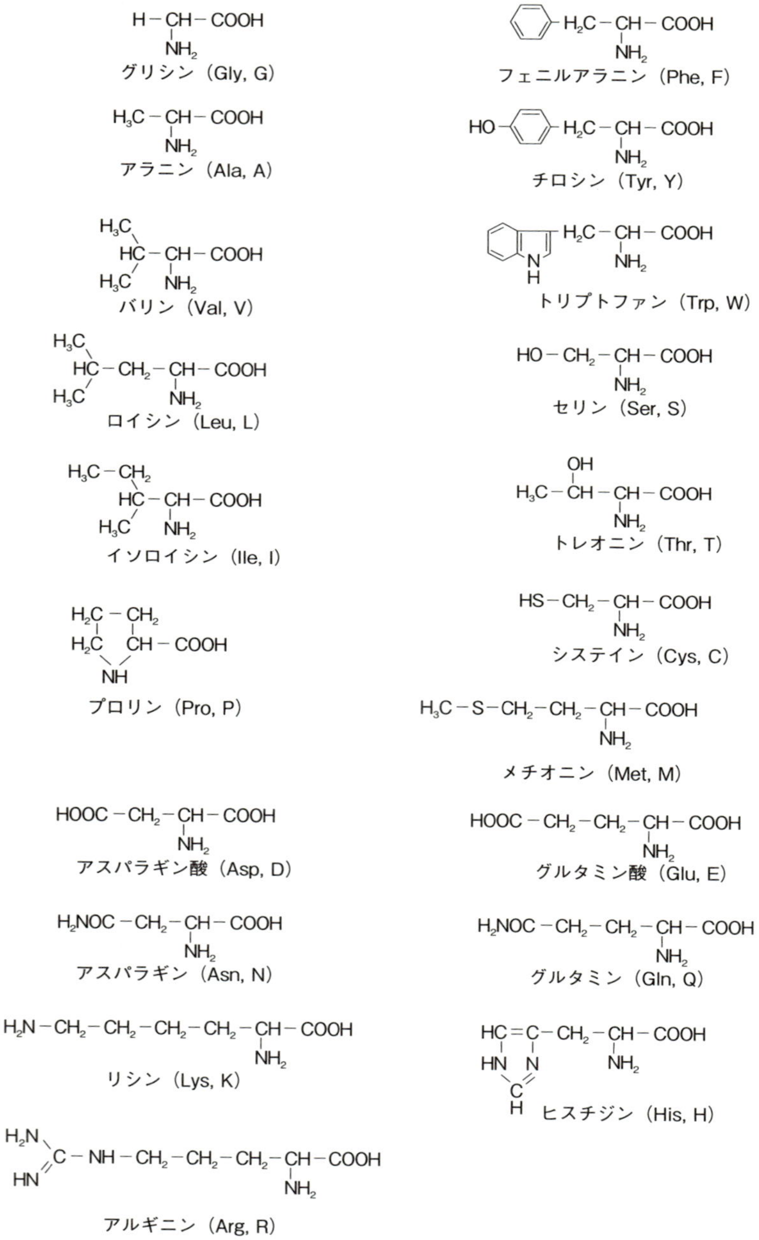

$$
\begin{array}{ll}
\text{H−CH−COOH} & \text{◯−H}_2\text{C−CH−COOH} \\
\quad\;\text{NH}_2 & \qquad\qquad\;\;\text{NH}_2 \\
\text{グリシン (Gly, G)} & \text{フェニルアラニン (Phe, F)}
\end{array}
$$

図2-21　タンパク質を構成するアミノ酸

き，いずれも光学活性をもち，L 型である。アミノ酸の名称の略号はアラニンの場合，Ala のような 3 文字，あるいは A のような 1 文字が使われる（図 2-21）。

　アミノ酸は大きく分けて中性アミノ酸，酸性アミノ酸および塩基性アミノ酸の 3 種類がある。中性アミノ酸は分子内にアミノ基とカルボキシル基を 1 つずつもつ。側鎖が枝分かれしたバリン，ロイシン，イソロイシンは分岐鎖（分枝鎖）アミノ酸という。側鎖に硫黄原子を含むメチオニンとシステインを含硫アミノ酸という。側鎖にベンゼン環をもつフェニルアラニン，チロシン，トリプトファンは芳香族アミノ酸という。分岐鎖アミノ酸，芳香族アミノ酸は分子の疎水性が高い。システインのチオール基（-SH）は反応性にとみ，チオール基同士で結合（ジスルフィド結合）しやすい（結合した場合，2 分子のシステインをあわせてシスチンともいう）。

　酸性アミノ酸にはアスパラギン酸とグルタミン酸がある。これらのアミノ酸は，分子内にカルボキシル基を 2 つもつ。アスパラギン酸とグルタミン酸の α 炭素のカルボキシル基ではないカルボキシル基が，酸アミドになったものがアスパラギンとグルタミンである。塩基性アミノ酸にはリシン，アルギニン，ヒスチジンがあり，分子内にアミノ基（イミノ基）を 2 つ以上もつ。

　アミノ酸は水溶液においてカルボキシル基やアミノ基は解離した（イオンとなった）状態で存在する。その状態は pH により大きく異なる。例えばグリシンとリシンの場合図 2-22 のように解離する。アミノ酸が重合してできたタンパク質も同様であり，溶液の pH により分子末端あるいは側鎖のアミノ基やカルボキシル基の電荷の状態が異なる。これらのアミノ酸の性質は，食品タンパク質のいろいろな性質，反応に大きく関与する。

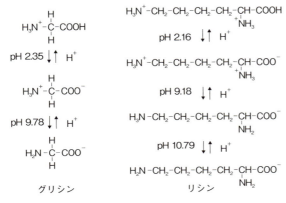

図 2-22　グリシンとリシンの解離

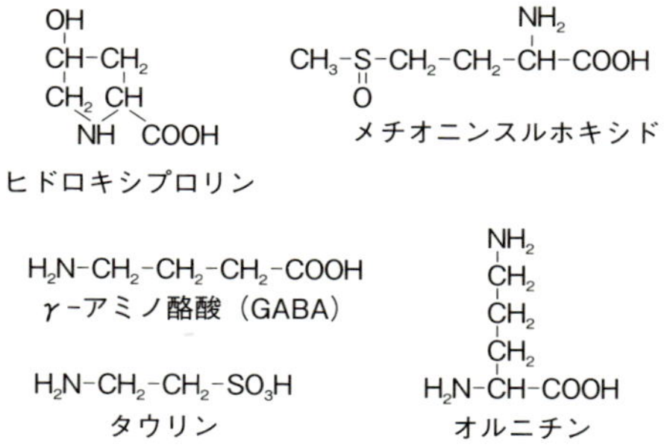

$$\underset{\text{ヒドロキシプロリン}}{\begin{array}{c}\text{OH}\\|\\\text{CH-CH}_2\\|\quad\quad\;\;|\\\text{CH}_2\;\;\text{CH}\\\quad\backslash\;/\;\;\backslash\\\quad\;\;\text{NH}\quad\text{COOH}\end{array}} \qquad \underset{\text{メチオニンスルホキシド}}{\text{CH}_3\text{-S-CH}_2\text{-CH}_2\text{-}\overset{\overset{\text{NH}_2}{|}}{\text{CH}}\text{-COOH}}$$

$$\underset{\gamma\text{-アミノ酪酸(GABA)}}{\text{H}_2\text{N-CH}_2\text{-CH}_2\text{-CH}_2\text{-COOH}} \qquad \underset{\text{オルニチン}}{\begin{array}{c}\text{NH}_2\\|\\\text{CH}_2\\|\\\text{CH}_2\\|\\\text{CH}_2\\|\\\text{H}_2\text{N-CH-COOH}\end{array}}$$

$$\underset{\text{タウリン}}{\text{H}_2\text{N-CH}_2\text{-CH}_2\text{-SO}_3\text{H}}$$

図 2-23　タンパク質を構成しないアミノ酸

　タンパク質を構成するアミノ酸のうち，バリン，ロイシン，イソロイシン，トレオニン，メチオニン（またはシステイン），フェニルアラニン（またはチロシン），リシン，トリプトファン，ヒスチジンはヒトの体内で合成できないので，食品として摂取する必要がある。これらのアミノ酸を必須アミノ酸あるいは不可欠アミノ酸といい，体内で合成できるものを非必須アミノ酸あるは可欠アミノ酸という。必須アミノ酸が不足する状態では，十分な成長を得ることができない。したがって，食品タンパク質中の必須アミノ酸量は，タンパク質の栄養学的な価値を考える上で重要である。

　以上のアミノ酸以外にも，タンパク質中には骨や皮の主要タンパク質であるコラーゲンに含まれるヒドロキシプロリン（図2-23），メチオニンの酸化により生成するメチオニンスルホキシド（図2-23）など，ポリペプチドが合成された後に修飾され（翻訳後修飾）生成するアミノ酸もある。チロシン，セリン，トレオニンは分子中にヒドロキシル基（-OH）を持つ。タンパク質中のチロシン（正確にはチロシン相当部分であるため，チロシン残基という）などのヒドロキシル基はリン酸化されることがある。例えば乳タンパク質であるカゼインを摂取した際には，カゼイン分子中のセリン残基の一部はリン酸化されており，この部分は消化されにくいためペプチド（カゼインホスホペプチド）として消化管内に残り，カルシウムの吸収を促進する。

　食品中にはタンパク質を構成するアミノ酸以外にもオルニチン，タウリン，γ-アミノ酪酸（図2-23）などの遊離アミノ酸も存在する。これらアミノ酸には特有な生理機能のあることが近年明らかになってきた（表2-5）。

(3) タンパク質の種類

　タンパク質は立体的な形をしており，その形から球状タンパク質と繊維状タンパク質に分類される。球状タンパク質には，アルブミン，グロブリン，各種酵素タンパク質などがあるが，必ずしも完全な球ではな

表2-5 アミノ酸の生理機能

アミノ酸	報告されている機能性など
アルギニン	高アンモニア血症治療，成長ホルモン分泌，血管拡張
アスパラギン酸	肝機能改善
システイン	色素沈着改善，養毛
グルタミン	免疫能改善，肝障害抑制，アルコール代謝促進
グリシン	グルタチオン前駆体，睡眠改善効果
ヒスチジン	ヒスタミン前駆体，抗酸化
ロイシン	肝不全抑制，タンパク質合成促進・分解抑制，運動機能改善
メチオニン	脂質代謝改善，ヒスタミンの血中濃度低下
プロリン	保湿成分
セリン	脳の成長，保湿成分
トレオニン	肝脂肪蓄積抑制
フェニルアラニン	カテコールアミン，DOPA前駆体
トリプトファン	抗うつ，不眠改善
バリン	肝不全抑制
タウリン	血圧低下，血中コレステロール低下
オルニチン	アルコール代謝促進，筋肉増加
γ-アミノ酪酸	抑制性神経伝達物質

く，例えばタンパク質分解酵素のプロテアソームはダンベル状の構造をしている。これらの球状タンパク質は，細胞内外の生理機能に関与することが多い。繊維状タンパク質は糸のように長くのびたタンパク質で，繊維状タンパク質同士がさらに絡まりあった繊維状構造を示すことが多い。骨のコラーゲン，腱のエラスチン，髪や爪のケラチンなどがあり，細胞の骨格，構造に関連するものが多い。

タンパク質は溶解度で分類する場合がある（表2-6）。水に溶けるタンパク質をアルブミンといい，水には溶けないが希塩溶液に溶けるタンパク質をグロブリンという。水，希塩溶液，アルコール溶液には溶けないが，希酸，希アルカリ溶液に溶けるタンパク質をグルテリンとい

表2-6 タンパク質の溶解性による分類

溶液の種類	水	希塩溶液	希酸溶液	希アルカリ溶液	60〜70%エタノール	代表的タンパク質（食品または存在場所）
アルブミン	○	○	○	○	×	オボアルブミン（卵白） 血清アルブミン ラクトアルブミン（牛乳）
グロブリン	×	○	○	○	×	リゾチーム（卵白） 血清グロブリン ラクトグロブリン（牛乳） グリシニン（ダイズ）
グルテリン	×	×	○	○	×	グルテニン（コムギ） オリゼニン（コメ）
プロラミン	×	×	○	○	○	グリアジン（コムギ） ホルデイン（オオムギ） ツェイン（トウモロコシ）
ヒストン	○	○	○	×	×	ヌクレオヒストン（細胞の核）
プロタミン	○	○	○	○	×	サルミン（サケ） グルペイン（ニシン）
硬タンパク質	×	×	×	×	×	コラーゲン（骨、皮など） エラスチン（腱など） ケラチン（毛、爪、角）

い，植物に多い。水，希塩溶液には溶けないが，希酸，希アルカリ，アルコール溶液に溶けるタンパク質はプロラミンといい，やはり植物に多い。アルカリ，アルコール溶液に溶けないタンパク質をヒストンといい，塩基性アミノ酸が豊富に含まれている。ヒストンと同じく塩基性アミノ酸を多く含むが特にアルギニンが多いプロタミンは，アルコール溶液にのみ溶ける。これらいずれの溶液にも溶けないタンパク質にはコラーゲンなどの繊維状タンパク質があり，硬タンパク質という。

(4) タンパク質の構造
(i) 一次構造

デンプンなどの多糖類と異なり，それぞれのタンパク質は一定の分子量をもつ。タンパク質を構成するアミノ酸の配列順序も厳密に決まった配列を示す。その結果，タンパク質ごとに球状のものや繊維状のものなど特定の立体構造を示す。個々のタンパク質のアミノ酸配列順序をタンパク質の一次構造とよぶ。ポリペプチドの末端は2つ存在するが，アミノ基が露出する部分をアミノ末端，あるいはN末端という。カルボキシル基が露出する部分はカルボキシル末端，あるいはC末端という。一般に，アミノ酸の配列を記載する場合には左側にN末端，右側にC末端を書く。タンパク質によってはC末端がアミドとなったものも存在する。また，生体内の多くのタンパク質では，特定のアミノ酸がリン酸化，水酸化されているものや，ガラクトースなどの糖が結合したもの（糖タンパク質）がある。

(ii) 二次構造

タンパク質はアミノ酸同士がペプチド結合でつながったポリペプチドであるが，このポリペプチドの規則的な構造をタンパク質の二次構造という。二次構造はペプチド結合に関与する $-C=O$ と $-NH$ に起因する水素結合によるものであり，エネルギー的に最も安定な形を示すような構造となる。α-ヘリックス，β-構造などが二次構造の代表的である。

α-ヘリックスとよばれるらせん構造は3.6個のアミノ酸残基で1回転する構造をとり，上下の $-C=O$ と $-NH$ が水素結合を形成している（図2-24）。多くのタンパク質においてその構造の一部に α-ヘリックスを含むことが多い。

β-構造は2本以上のポリペプチドが平行に並んで，それぞれのポリペプチドのペプチド結合の $-C=O$ と $-NH$ が水素結合で結合した構造である。β-構造にはポリペプチド鎖のN末端からC末端の向きが逆向きの逆平行 β-構造（図2-24）と，同じ向きの平行 β-構造がある。エネルギー的には水素結合間の距離が短い逆平行 β-構造の方が安定である。

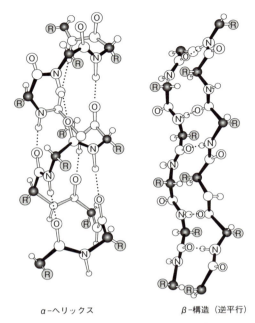

図 2-24　タンパク質の二次構造
（有坂文雄，『スタンダード生化学』，裳華房（1996））

(iii) 三次構造

　タンパク質を構成しているアミノ酸にはそれぞれ側鎖があり，異なった性質を示す。酸性アミノ酸や塩基性アミノ酸残基ではそれぞれペプチド結合に関与しないカルボキシル基やアミノ基があるpHでは解離してイオンとしての性質を示す。システイン残基のチオール基は他のシステイン残基のチオール基と酸化的に結合してジスルフィド結合をもつシスチンを形成する。分岐鎖アミノ酸残基や芳香族アミノ酸残基では側鎖は疎水性が高くなり，これらが多く集まった部分では分子間力（ファンデルワールス力）による結合が形成される。このような側鎖の性質によるタンパク質の空間配置をタンパク質の三次構造という（図2-25）。

　例えばインスリンは2本のポリペプチド鎖からなるが，それぞれのペプチド鎖間には2つのジスルフィド結合が存在し，1つの分子を形作っている。

(iv) 四次構造

　これらの一次構造から三次構造までによりポリペプチドの立体構造が決まるが，実際のタンパク質はいくつかのポリペプチドが組み合わさって機能のあるタンパク質となる。1つ1つのポリペプチドをサブユニットといい，サブユニットの空間配置を四次構造という。

(4) タンパク質の変性

　タンパク質の水溶液に酸を加えると白く濁る。これはpHの変化によ

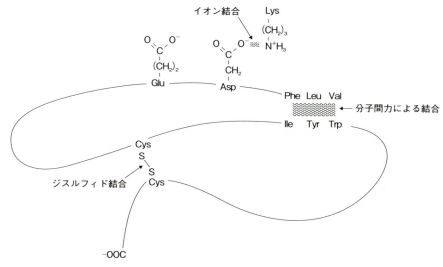

図2-25　三次構造に関与するアミノ酸残基

りタンパク質の溶解度が減少し析出したためである。タンパク質の二次構造は水素結合に由来するが，酸により水素結合が切断され，タンパク質の立体構造が変化する。その結果，タンパク質分子の内側にある疎水性部分が露出し，溶解度が減少する。このようなタンパク質の立体構造の変化によるタンパク質の性質の変化を「タンパク質の変性」という。タンパク質の変性は，食品において重要な現象であり，多くの調理がタンパク質の変性を起こす（表2-7）。

表2-7　タンパク質の変性と食品

変化	操作	食品例	
温度変化	加熱	ゆでたまご	焼き魚
	冷凍	高野豆腐	
pH変化	酸	酢じめ	酢漬け
	アルカリ	ピータン	
濃度変化	塩類	豆腐	塩漬け
	アルコール	卵酒	
物理的変化	空気	メレンゲ	湯葉
	混捏	コムギグルテン	すり身

　酸によるこのような変化は，食品では例えば酢じめということでよく用いられる。加熱操作も代表的な変性操作である。鶏卵を60℃の湯の中におくと，卵黄が凝固し，卵白は凝固しない，いわゆる温泉卵の状態になる。これは加熱が卵タンパク質の水素結合などの立体構造に関わる結合に変化を起こし，凝固させるためであるが，凝固の温度が卵黄と卵白で異なるからである。小麦のタンパク質であるグリアジンとグルテニンは，水と合わせて練ることで分子内のシステイン残基同士がジスルフィド結合し，網目構造の粘弾性に富むグルテンになる。したがってパ

ンを製造する時には小麦粉に水を加えて練ることが必須である。

　一般に，タンパク質が変性すると立体構造が壊れるため，消化酵素（タンパク質分解酵素）の作用を受けやすくなる。しかし，過度の変性は逆に酵素の作用を受けにくくなることもある。

(5) タンパク質の反応

(i) タンパク質の定性，定量反応

　タンパク質の定性反応としては，キサントプロテイン反応，ニンヒドリン反応がよく知られている。前者は，タンパク質のチロシン残基が硝酸によりニトロ化され，黄色の呈色を示す。後者は，ニンヒドリンとタンパク質のアミノ基が反応して青紫色に呈色する。

　タンパク質の定量にはタンパク質を精製しその重量を測定することもあるが，ほとんど用いられない。食品のタンパク質の定量にはケルダール法が用いられることが多い。この方法は，タンパク質を含む試料を硫酸とともに加熱することで，有機物を水と二酸化炭素に分解し，タンパク質中の窒素をアンモニアにし，このアンモニアを定量する方法である。ケルダール法は試料の形状を選ばず，難溶性の試料でも定量できる点で食品の分析によく用いられる。しかし，ケルダール法は非タンパク質態窒素（アミノ酸やアンモニア）も定量されてしまうので，この方法で定量した値を「粗タンパク質量」という。タンパク質により窒素含量に若干の違いがあるので，実際には主な食品ごとにタンパク質‐窒素換算係数*を設けてある。

　生化学的には，可溶性のタンパク質について（膜タンンパク質のように不溶性の場合は可溶化剤を用いて可溶化する），280 nm（芳香族アミノ酸残基に由来）あるいは220 nm（ペプチド結合に由来）の紫外部吸収，色素との結合（ブラッドフォード法など），アルカリ性におけるペプチド結合と銅の配位による方法（ビューレット法，ローリー法）などでタンパク質の定量が行われる。

(ii) タンパク質分解酵素

　タンパク質のペプチド結合は，タンパク質分解酵素（プロテアーゼ，プロティナーゼ）で加水分解される。タンパク質分解酵素は，アミノ酸残基の側鎖構造を認識して，ある特定のアミノ酸残基のペプチド結合を加水分解する。その分解様式からエンドペプチダーゼとエキソペプチダーゼに分けられる。エンドペプチダーゼは任意のペプチド結合を加水分解し，エキソペプチダーゼはアミノ末端あるいはカルボキシル末端から1～数残基ずつアミノ酸あるいはペプチドを遊離する。

　子牛第4胃からとれるキモシンはチーズ製造に古くから用いられてきた。キモシンはκカゼインを特異的に分解し牛乳を凝固させる。エンド

*タンパク質はアミノ酸からできているので，必ずアミノ基由来の窒素を含む。それぞれのアミノ酸によりその分子に含まれる窒素の割合は異なるが，一般的なタンパク質で考えると平均的には約16％含まれる。したがって，タンパク質の窒素量に100/16（＝6.25）を乗ずるとおおよそのタンパク質量が求められる。この6.25を窒素‐タンパク質換算係数という。実際にはタンパク質中の窒素は14～19％，ときにはそれ以上になることもあり，いくつかの食品タンパク質については固有の窒素‐タンパク質換算係数がFAOの提唱で定められている。例えば，米5.95，大豆5.71，乳（乳製品）6.38，小麦粉5.70などの係数となる。

ペプチダーゼの一種であるパパイヤ由来のパパインやパイナップル由来のブロメラインは，食肉の軟化などに用いられる。その他，微生物由来のエンドペプチダーゼは，タンパク質の分解産物を用いた調味料の製造などに使用されている。さらに微生物由来のエンドペプチダーゼには，コメのアレルゲンを分解したコメアレルギー患者用加工米製造にも利用されるものもある。

(iii) タンパク質の褐変反応

タンパク質の末端アミノ基，あるいは塩基性アミノ酸の側鎖のアミノ基と還元糖のアルデヒド基やカルボニル基は非酵素的に反応し，褐色物質を生成する。この反応をアミノカルボニル反応，あるいはメイラード反応という（生体内ではグリケーションという）。詳細は 3-7（92 ページ）参照。この反応は，しょう油やみそにおける褐色化や独特の香りの形成に関与している一方，粉乳などの褐色化は品質の低下につながり，またアミノ酸残基が反応して別の物質となっているため，栄養学的価値も低下する。

(iv) タンパク質の酸化反応

食品の殺菌に用いられる漂白剤は酸化剤であることが多く，条件によってはタンパク質の一部のアミノ酸残基が酸化される。メチオニンは最も酸化されやすいアミノ酸であり，メチオニンスルホキシドを経て，メチオニンスルホンに酸化される。メチオニンは必須アミノ酸であるので，酸化により生じたこれらのアミノ酸の栄養学的有効性は低下する。システインのチオール基も酸化されやすく，2 分子のシステインからはチオール基同士が結合したシスチンになる。

(v) タンパク質のアルカリ処理

植物性タンパク質の調製時，あるいは機能性付与のためにアルカリ処理を行うことがある。アルカリ性ではタンパク質は不安定で，L-アミノ酸が D-アミノ酸となるラセミ化や，リシンとアラニンが結合したリジノアラニンが生じたりする（3-4，76 ページ参照）。これらの栄養学的価値も低い。

(6) タンパク質の役割

われわれの体を構成するタンパク質は常に合成され，また分解される動的平衡状態にある。その一部は必ず排泄されるので，常にタンパク質を摂取し，消化吸収してアミノ酸を補給しなければならない。前述したように，一部のアミノ酸（必須アミノ酸）は体内で合成できないので，摂取が必須である。「日本人の食事摂取基準 2020 年」では成人男性では 1 日 60〜65 g，成人女性では 50 g のタンパク質の摂取が勧められている。このように食品タンパク質は栄養学的に必要である。

一方，タンパク質やペプチド，アミノ酸が健康増進に寄与する機能を持つことが近年明らかになってきている。例えば，大豆タンパク質は血中コレステロール濃度を低下させる。ミルクのカゼインの分解産物であるカゼインホスホペプチドはカルシウムの吸収を促進する。

タンパク質は原則的に無味であるが，その分解産物であるペプチドやアミノ酸には味がある。多くの場合，苦味が生じることが多いが，うま味を示す場合もあり，食肉の熟成，みそやしょう油の製造ではタンパク質の分解により生じたペプチド，アミノ酸がそれぞれの食品に特有な味に大きく関わっている。

食品の加工，調理おいて，タンパク質の変性や褐変反応は食品のバラエティーを増やし，豊かな食生活に大きく寄与している。

2-1-5 ミネラル

(1) ミネラルとは

地球の地殻を構成している元素は，47％が酸素，28％がケイ素，8％がアルミニウム，5％が鉄，以下カルシウム，ナトリウム，カリウム，マグネシウム，その他となっている。一方，我々の体を構成している元素は，65％が酸素，18％が炭素，10％が水素，3％が窒素，以下カルシウム，リン，カリウム，イオウ，ナトリウム，塩素などとなっている。すなわち，生物は特定の元素を濃縮して利用していることになる。

有機物（炭素，酸素，窒素，水素）以外の元素を無機物（ミネラル）（二酸化炭素などは無機物に入れる）といい，その中でも摂取量が多いカルシウム，リン，カリウム，硫黄，ナトリウム，塩素，マグネシウムを多量元素，摂取量が 100 mg 以下の無機物を微量元素という。

(2) ミネラルの機能

ミネラルは，骨や歯などを形作る難溶性の塩（カルシウム，リン），酵素など生体内有機物の構成因子（鉄，マグネシウム，亜鉛など），生体液中の可溶性のイオン（ナトリウム，カリウム，塩素など）として生体内の浸透圧調節因子として存在している。したがって，ミネラルはある必要量を摂取しなくてはならない。その必要量はカルシウムのように1日 600 mg 程度のものから，微量ミネラルではセレンなどのような数十 μg のものまで，ミネラルにより異なる（表 2-8）。

食品に含まれるミネラルは，上述したような生体機能を維持するために必須の栄養成分を補給している。わが国においては，カルシウム（食事摂取基準推奨量は 18～29 歳の男性，女性でそれぞれ 1 日 800 mg，650 mg）と鉄（食事摂取基準推奨量は 18～29 歳の男性で 1 日 7.5 mg，女性で 6.5 mg）が摂取不足の傾向にあり，食品に添加されることがあ

表 2-8 主なミネラルの摂取推奨量と含有食品

ミネラル	推奨量（目安量）mg/日 男性	女性	多く含む食品
カルシウム	800	650	乳製品，小魚
マグネシウム	340	270	魚介類，肉類，野菜
リン	1000	800	牛乳，肉類，穀類
ナトリウム	600	600	食塩，みそ，しょう油，魚介類
カリウム	2500	2000	野菜
鉄	7.5	6.5	肉類，海藻，ホウレンソウ
亜鉛	11	8	肉類，卵類，魚介類，カキ（貝）
銅	0.9	0.7	肝臓，すじこ，ココア
マンガン	4.0	3.5	肉類，豆類，キウイフルーツ
ヨウ素	0.13	0.13	海藻
セレン	0.03	0.025	魚介類，ワラビ
クロム	0.01	0.01	ひじき，肉類，マイワシ
モリブデン	0.03	0.025	豆類，緑黄色野菜

推奨量は「日本人の食事摂取基準（2020）」より
青字は目安量
ナトリウムは推定平均必要量
男性，女性ともに 18〜29 歳
多く含む食品は「日本食品標準成分表 2020」より

る。一方，ナトリウム（食塩）は過剰摂取が高血圧と関係するなど，過剰障害も考慮しなくてはならない。

　栄養学的に食品ミネラルを考える場合，その生体利用率を考える必要がある。食品として摂取したミネラルは消化管から吸収されなくては利用できない。そのためにはミネラルが消化管内で可溶化していなくてはならないが，食品にはミネラルの可溶化を促進する成分，あるいは阻害する成分も存在する。したがって，ミネラルの生体利用率の評価は大変難しいと言える。

　食品に含まれるミネラルは，例えばナトリウム（食塩）は塩味のような味と密接な関係があり，食品の美味しさにとって重要な因子となる。また，豆乳ににがり（塩化マグネシウムなど）を加えて凝固させるようなタンパク質の変性，多糖類のペクチンにカルシウムなどを加えてゲルを生成させるなど，食品の物性にも関与している。

(3) 食品の主なミネラル

カルシウム（Ca）　Ca はヒトの体重の約 1.4％ を占めるが，その 99％ が骨や歯などの硬組織においてリン酸カルシウム（ハイドロキシアパタイト）として存在する。その他，細胞や神経の刺激伝達，筋肉の収縮，血液凝固，酵素の活性化因子などの作用がある。Ca の慢性的な不足は骨強度の低下や骨粗鬆症の原因となる。牛乳，乳製品，小魚に多く含まれる（表 2-9）。

　Ca はビタミン D により小腸からの吸収が促進される。小腸の pH 環境では Ca はリン酸カルシウムとして沈殿しやすく，吸収されにくい。乳タンパク質のカゼインの消化産物であるカゼインホスホペプチ

表 2-9 食品中のカルシウム含量

食品名	含量（mg/可食部100g）
普通牛乳	110
脱脂粉乳	1100
ヨーグルト（全脂無糖）	120
プロセスチーズ	630
丸干しうるめいわし	570
たたみいわし	970
コマツナ（生）	170
パセリ（生）	290
切り干しダイコン（乾）	500
木綿豆腐	93
あまのり（焼きのり）	280
素干しわかめ	780

「日本食品標準成分表 2020」より

ド（CPP）や乳糖は小腸の pH 環境下でも Ca を可溶化することができる。一方，タンパク質の過剰摂取は Ca の排泄量を増加させることが報告されている。穀類や大豆に多く含まれるフィチン酸（図 2-26）は Ca と複合体を作り吸収を阻害する。また野菜に多く含まれるシュウ酸（図 2-26）も Ca と不溶性の塩を形成し，吸収を阻害する。

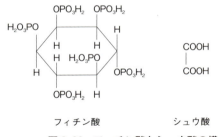

図 2-26 フィチン酸とシュウ酸の構造

食品加工においては，Ca はペクチン，アルギン酸，カラギーナンなどの多糖類と結合し，分子構造を変えてゲル化を促す。

マグネシウム（Mg） Mg はエネルギー生産に関与する ATP からのリン酸基の転移などに関与すると同時に，ATP の安定化に必要である。体の Mg の 50〜60% は骨に存在する。Mg の摂取不足は骨粗鬆症，心疾患，糖尿病などのリスクを増加させるとも言われている。Mg の過剰摂取は下痢を誘発する。Mg は緑黄色野菜や豆類，小麦に多く含まれる。豆腐の製造に用いられる「にがり」の主成分は塩化マグネシウムである。

リン（P） P は Ca と塩を作り硬組織（骨，歯）を形成する他，ATP やリン脂質を始め多くの生体成分の構成原子となり，広く体に分布する。P は多くの食品に含まれ，摂取量が不足することはない。P の過剰摂取は Ca の排泄を増加させてしまう。食品の安定化剤な

どの食品添加物などにPは多く含まれるので，むしろ過剰摂取に注意を払う必要がある。

ナトリウム（Na） Naは細胞外液の浸透圧やpHの調節，細胞への物質の取り込みなどに関与する。Naは食塩（調味料）として頻繁に用いられるため，摂取不足よりも過剰摂取が問題となる。Naの摂取過剰は高血圧のリスクを増加させる。日常の食事，特に加工食品にはかなりの量の食塩が含まれているので，注意が必要である。

カリウム（K） Kは細胞の浸透圧やpHの調節の機能，神経の興奮などの役割をもつ。野菜などの植物性の食品に多く含まれ，高血圧の予防効果がある。

鉄（Fe） Feは血液のヘモグロビンや筋肉のミオグロビンの成分，エネルギー代謝に重要なシトクロムcの成分として機能している。Feの不足はヘモグロビンの構成成分であることから貧血の原因となり，若い女性の貧血は鉄欠乏によることが多い。Feは微量ミネラルであり，必要量も少ないが，摂取量も少なく，Caとならぶ摂取不足傾向のあるミネラルである。肉類，海藻，ホウレンソウなどに多く含まれる（表2-10）。

表2-10 食品中の鉄含量

食品名	含量（mg/可食部100g）
牛肉（ひき肉）	2.4
牛肉（国産牛ロース赤肉）	2.4
豚肝臓	13.0
鶏肉（もも）	2.1
生 卵	1.5
アユ（天然焼き）	5.5
ウルメイワシ（丸干し）	4.5
サンマ（皮つき焼き）	1.7
マグロ（きはだ生）	2.0
ワカメ（素干し）	2.6
切り干しダイコン（乾）	3.1
ホウレンソウ（生）	2.0
干しブドウ	2.3

「日本食品標準成分表2020」より

3価のFe（Fe^{3+}）は小腸内で不溶化しやすく吸収されにくい。アスコルビン酸（ビタミンC）により2価（Fe^{2+}）に還元すると吸収されやすくなるので，野菜などのアスコルビン酸はFeの吸収を促進する。また，ミオグロビンやヘモグロビンのような肉類に含まれるFe（ヘム鉄）は植物のFe（非ヘム鉄）に比べると吸収されやすい。

大豆など豆類に含まれるフィチン酸（図2-26）はFeと強く結合し小腸からの吸収を低下させる。また卵黄に含まれるPを多く含むホスビ

チンというタンパク質も，Fe と強く結合して Fe の吸収を阻害する。

亜鉛（Zn） 種々の酵素の構成成分として含まれる。食品では肉類，卵類，魚介類に多く含まれる。Zn は通常の食生活を営んでいる限り欠乏の恐れはないが，かつて中心静脈栄養のような人工栄養に Zn が添加されなかった際に欠乏が認められたことがある。Zn の欠乏により，味覚異常や食欲不振が起こる。

その他のミネラル その他のミネラルの分布，必要量，給源については表 2-8 に示した。微量ミネラルは通常の食生活で不足することはないが，植物の生育土壌によっては欠乏植物が生育し，その摂取で欠乏症状を示すことがある（例えば，セレン欠乏による克山病）。一方，微量ミネラルには過剰障害も起こりうるので注意が必要である。

(4) 酸性食品とアルカリ性食品

食品の一般分析では，総ミネラル量を「粗灰分」として表す。粗灰分は食品を 550℃ で加熱し有機物を燃やした残りをいう。この加熱残さを水に溶かすと酸性を示すものを「酸性食品」，アルカリ性を示すものを「アルカリ性食品」という。食品中に硫黄（S），リン（P），塩素（Cl）が多く存在（例えばタンパク質や核酸）すると酸性食品となることが多い。一方，Ca や Mg などの金属が相対的に多く含まれる食品（野菜類など）の灰分を溶かした溶液はアルカリ性を示す。酸性食品を摂取し過ぎると血液が酸性になり体に悪いので，アルカリ性食品を摂取すべきであるという俗説もあるが，これは明らかな間違いである。血液の pH は約 7.4 であるが，きわめて緩衝能が高く，食品の摂取で pH が変化するようなことはない。しかし，Ca や Mg の補給，これらが多く含まれる野菜類の食物繊維，ビタミンの摂取を促すためにアルカリ性食品の摂取を多くするように心掛けることは大切である。

2-1-6 ビタミン

(1) ビタミンとは

ビタミン（vitamin）は，炭水化物，タンパク質，脂質のようにエネルギー源や体組織の構成に直接関与しないが，微量で種々の生体反応の調節に関与する有機物質である。また，ヒト（動物）の体で全く，あるいは大部分を合成することができないので，その欠乏が疾病として現れる必須栄養素である。例えば，ビタミン P とよばれるルチン，ヘスペリジンは微量で種々の生理作用があるが，欠乏症状がないのでビタミンではない。

ビタミンは大別して水溶性ビタミンと脂溶性ビタミンがある。水溶性

ビタミンは水に溶ける化合物で，ビタミン B_1，ビタミン B_2，ビタミン B_6，ビタミン B_{12}，ナイアシン，パントテン酸，ビオチン，葉酸，ビタミン C などがある。水溶性ビタミンの多くは，生体の種々の代謝反応（酵素反応）における補酵素の成分となる。したがって，その酵素反応にとってはビタミンが必須成分である。脂溶性ビタミンは水に溶けず，脂質に溶けやすい。ビタミン A，ビタミン D，ビタミン E，ビタミン K がこれに相当する。

一般に水溶性ビタミンは水に溶けやすいので尿へ排泄されやすく，欠乏症が起こりやすいが，脂溶性ビタミンは生体膜などの脂質に溶けて蓄積されやすいので欠乏は起こりにくく，逆に過剰症が認められる。また，アルコール依存症や激しい運動，疲労時にはビタミンの需要量が増加し，欠乏が起こりやすい。

(2) 水溶性ビタミン（表2-11）

表 2-11　水溶性ビタミン

名称	化学名	反応	欠乏症	摂取推奨量 (mg/日)
ビタミン B_1	チアミン	酸化的脱炭酸など	脚気，多発性神経炎	1.4
ビタミン B_2	リボフラビン	酸化還元反応	成長停止，口内炎	1.6
ナイアシン	ニコチン酸, ニコチン酸アミド	酸化還元反応	ペラグラ	15
ビタミン B_6	ピリドキシンなど	アミノ基転移反応など	皮膚炎	1.4
パントテン酸		CoA が関わる反応	皮膚過敏症	5
ビオチン		カルボキシル基転移反応	皮膚の紅斑炎症	0.05
葉酸		C1 転移	巨赤芽球性貧血	0.24
ビタミン B_{12}		アミノ酸代謝	悪性貧血	0.0024
ビタミン C	アスコルビン酸	水酸化反応，抗酸化	壊血病	100

推奨量は 18～29 歳男性の値。青字は目安量「日本人の食事摂取基準（2020）」より

ビタミン B_1
(thiamin)

ビタミン B_1（図 2-27）はハト脚気防止因子として，1910 年にわが国の鈴木梅太郎が米ぬかから発見し，オリザニンと命名した。1912 年にイギリスの Funk も脚気防止因子として別途発見し，これがビタミン研究の始めとなった。

ビタミン B_1 はチアミン（サイアミン，thiamin）ともよばれ，通常チアミン二リン酸（TPP）の形で 2-オキソ酸の酸化的脱炭酸反応（ピルビン酸還元酵素，2-オキソグルタル酸還元酵素，分岐鎖ケト酸還元酵素など），ペントースリン酸回路（トランスケトラーゼ）の補酵素として働く。

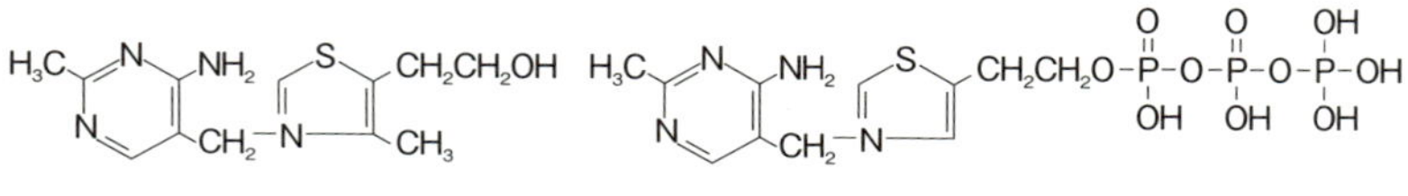

チアミン　　　　　　　　　　チアミン三リン酸(TTP)

図 2-27　ビタミン B_1 の構造

ビタミン B_1 の欠乏症として脚気が良く知られている。脚気は腱反射消失が特徴であるが，全身倦怠感，食欲不振，運動失調から知覚減退，多発性神経炎と進展する疾病であり，中枢神経系においては眼球運動障害，運動失調，精神障害を特徴とするウェルニッケ脳症を発症する。ビタミン B_1 は炭水化物代謝に必要であるため，激しい運動や炭水化物の過剰摂取により欠乏症状が現れやすくなる。

ビタミン B_1 は穀類，豆類，酵母などに多く含まれる。米の場合ぬかの部分に多く含まれ，白米には少ない。

ビタミン B_2
(riboflavin)

リボフラビンともいう（図2-28）。フラビンアデニンジヌクレオチド（FAD）およびフラビンモノヌクレオチド（FMN）の構成成分として，生体内の種々の酸化還元反応の補酵素として働くことから，炭水化物の代謝においては重要なビタミンである。欠乏症状としては口内炎，口唇炎，脂漏性湿疹，成長障害（小児）が起こる。

ビタミン B_2 は多くの食品に含まれているが，牛レバー，卵，納豆，チーズ緑黄色野菜，海藻などに比較的多く含まれている。

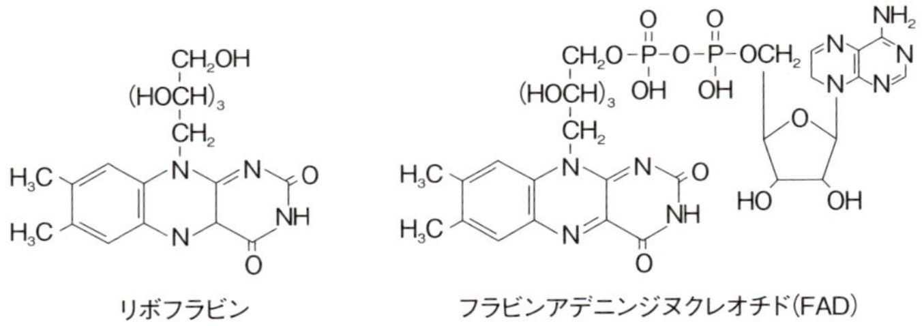

図2-28 ビタミン B_2 の構造

ナイアシン
(naiacin)

ニコチン酸とニコチン酸アミドをあわせてナイアシンという（図2-29）。生体においてはニコチンアミドアデニンジヌクレオチド（NAD）およびニコチンアミドアデニンジヌクレオチドリン酸（NADP）として，多くの生体物質の酸化，還元反応の補酵素として機能する。これらを補酵素とする酸化還元酵素は非常に多い。

ナイアシンは他のビタミンと異なり，トリプトファンから合成できる。トリプトファン60 mgから1 mgのナイアシンが合成できるが，トリプトファン自体必須アミノ酸であり，トリプトファンからの合成よりも食品としてナイアシンを摂取する必要がある。また，トウモロコシのタンパク質であるツェインはトリプトファン残基を含んでいないため，トウモロコシの常食地域ではナイアシン欠乏が起こることがあった。

欠乏症としては，紅斑性皮膚炎（日光があたる部分に発赤，水疱が生

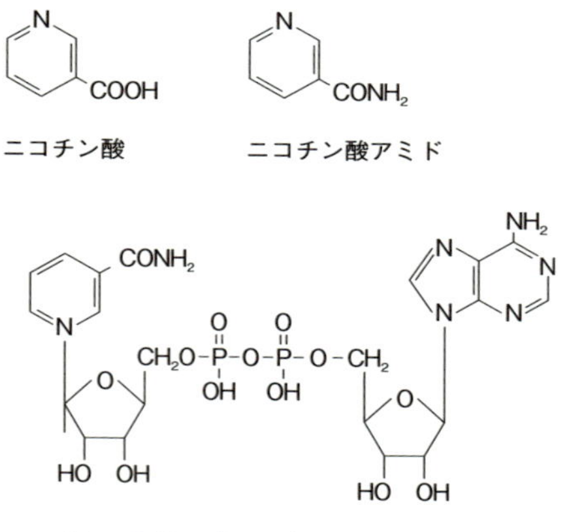

ニコチン酸　　　　ニコチンアミド

ニコチンアミドアデニンジヌクレオチドリン酸（NAD）

図 2-29　ナイアシン

じる），下痢を特徴とするペラグラが知られている。重度のペラグラでは精神障害も起こる。

ナイアシンはその機能から多くの生物に含まれているので，食品にも広く存在する。カツオ，マグロ，大豆，ピーナッツに多く含まれる。

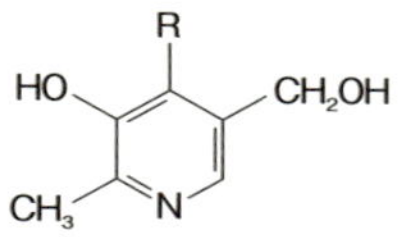

ビタミン B_6　ピリドキシン（pyridoxine），ピリドキサール（pyridoxal），ピリドキサミン（pyridoxamine）をビタミン B_6 という（図 2-30）。生体内ではピリドキサールリン酸として，アミノ酸代謝（アミノ基転移）や非酸化的脱炭酸反応（神経伝達物質である γ-アミノ酪酸やエピネフィリンの生成反応）の補酵素として働く。また，近年ステロイドホルモンの作用にも関与することが報告されている。

アミノ基の転移反応は，体タンパク質，摂取タンパク質由来のアミノ酸のアミノ基を尿素として排泄するアミノ酸の分解（酸化）の最初の反応であり，重要である。したがって，ビタミン B_6 の必要量は摂取タンパク質量に比例する。欠乏症としては血色素減少症，小赤血球性貧血，腎結石などがある。

ビタミン B_6 は大豆，鶏肉，アボガドなどに多く含まれる。

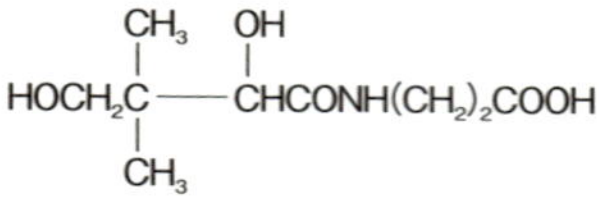

ピリドキシン　　：R＝-CH₂OH
ピリドキサール：R＝-CHO
ピリドキサミン：R＝-CH₂NH₂

図 2-30　ビタミン B_6

パントテン酸（pantothenic acid）　コエンザイム A（CoA）およびアシルキャリアータンパク質（ACP）の構成成分である。前者はアセチル基の転移酵素，後者は脂肪酸合成系酵素の補酵素となる（図 2-31）。CoA はパントテン酸，β-アミノエタンチオール，アデノシンからなる。

欠乏症は，皮膚過敏症，インスリン過敏症，抗体生成不全が知られている。食品中には広く含まれている。

図 2-31　パントテン酸

ビオチン
(biotin)

ビオチン（図2-32）は，炭水化物の代謝（糖新生），脂肪酸代謝（脂肪酸合成）などにおけるカルボキシル基の転移に係る酵素の補酵素である。

欠乏症は皮膚の紅斑炎症が知られている。酵母，レバー，大豆，穀類などに多く含まれている。

ビオチンは卵白の糖タンパク質であるアビジンと強く結合する。この結合は消化酵素でも分解できない。卵白の過剰摂取はビオチンの活性を低下させる。このビオチンとアビジンの結合は特異性が高く，生化学で用いられる試薬にも利用されている。

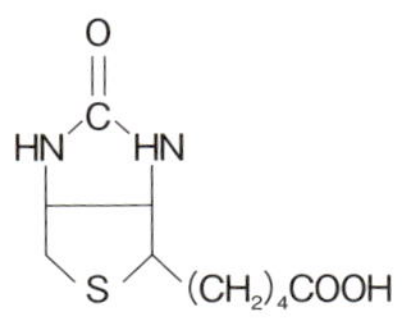

図2-32 ビオチン

葉 酸
(folic acid)

葉酸は，葉酸活性を示すプテロイルグルタミン酸およびその誘導体の総称である（図2-33）。テトラヒドロ葉酸として，アミノ酸，核酸の代謝における炭素の転移（C_1転移）に関わる酵素の補酵素となる。

欠乏症は巨赤芽球性貧血が知られている。レバー，ホウレンソウ，豆類などの緑黄色野菜に多い。腸内細菌により合成される。細胞の分裂や成熟に対する作用があり，妊娠時における胎児の先天性障害発生の予防として重要であることが近年，報告されている。

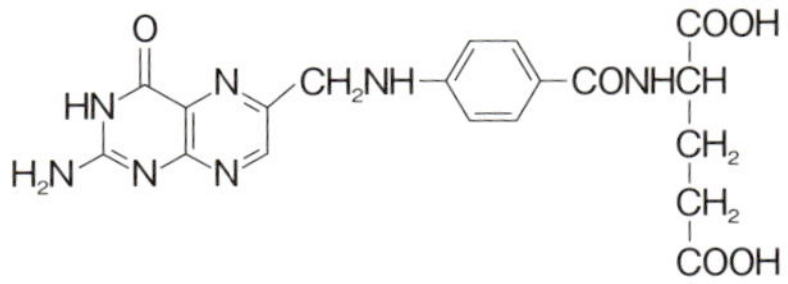

図2-33 葉 酸

ビタミン B_{12}
(cobaramin)

コバルトを含む複雑な構造をしたビタミンであり（図2-34），アミノ酸（分岐鎖アミノ酸，メチオニン）の代謝に関与する酵素の補酵素となる。ヒトは合成できないが，腸内細菌が合成できる。しかし大腸ではビタミンB_{12}を吸収できないので，食品から摂取する必要がある。

欠乏症は悪性貧血である。肝臓などの動物性食品に多く含まれる。厳格な菜食主義者では欠乏の可能性がある。

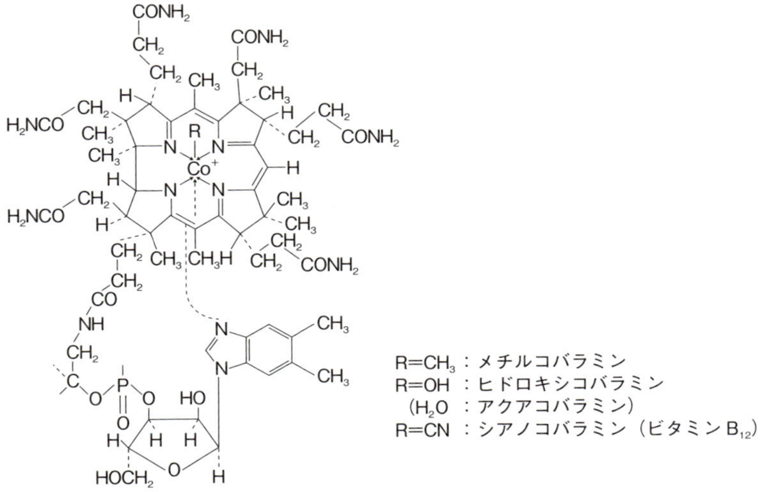

R=CH_3：メチルコバラミン
R=OH：ヒドロキシコバラミン
　(H_2O：アクアコバラミン)
R=CN：シアノコバラミン（ビタミンB_{12}）

図2-34 ビタミンB_{12}

ビタミンC
(ascorbic acid)

ビタミンC（アスコルビン酸）は強い還元性を示し，単糖類に類似した構造をもつ。2つの水酸基と二重結合からなるエンジオール構造が生理作用に関与し，酸化されるとデヒドロ型アスコルビン酸となる（図2-35）。

毛嚢（毛穴）周囲の出血，歯肉出血など外力の加わる部分の出血や乳幼児の骨と歯の発育不良を示す壊血病の防止因子として発見されたが，生体内では還元作用を利用した水酸化反応に関与している。コラーゲン合成におけるヒドロキシプロリンの生成，チロシンの水酸化によるカテコラミンの生成，脂肪酸酸化に必要なカルニチンの生合成，コレステロール代謝に重要な胆汁酸合成，薬物代謝酵素系の活性，ニトロソアミンの生成阻害，フリーラジカルの生成阻害などの多彩な作用が知られている。

ビタミンCは野菜，果物に豊富に含まれる。また容易に合成できるので，食品の酸化防止剤としても利用されている。

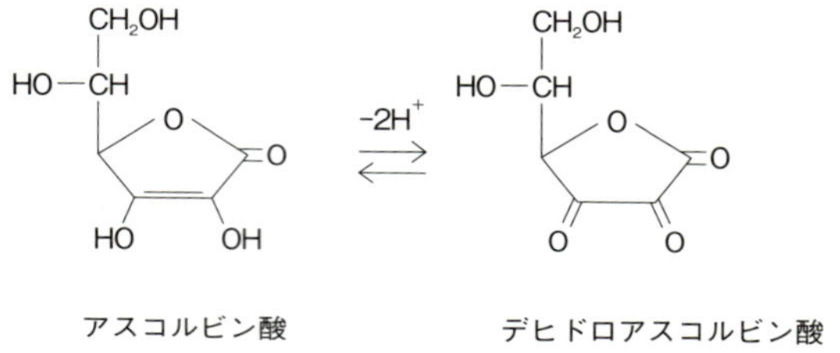

アスコルビン酸　　　　デヒドロアスコルビン酸

図2-35　ビタミンC

(3) 脂溶性ビタミン（表2-12）

ビタミンA
(retinol)

ビタミンAは，オールトランス形の二重結合とβイオノン骨格をもつレチノールと呼ばれる化合物であり（図2-36），またビタミンA関連化合物を総称してレチノイドという。植物に含まれる橙黄色色素であるβ-カロテンは，小腸粘膜でレチノールに変換できるので，プロビタミンAという（ただし吸収や変化率の関係で8％程度の活性である）。

ビタミンAの視覚に関する生理作用は古くから知られている。網膜の明暗に関与するロドプシンというタンパク質の構成成分である。一方ビタミンAから生成するレチノイン酸は，遺伝子発現レベルで動物細胞の分化，成長に関係している。

欠乏症は生理作用からわかるように，夜盲症，成長停止，上皮角質化などがある。ビタミンAとしては肝油，バター，牛乳，卵黄などに，カロテンとしては緑黄色野菜に多く含まれている。

表2-12 脂溶性ビタミン

名称	化学名	作用	欠乏症	摂取推奨量(μg/日)
ビタミンA	レチノール	視力保持,細胞分化	夜盲症,角膜乾燥症,成長停止	850*1
ビタミンD	カルシフェロール エルゴカルシフェロール(D_2) コレカルシフェロール(D_3)	カルシウム吸収,代謝	クル病,骨軟化症	8.5
ビタミンE	トコフェロール,トコトリエノール	抗酸化	実験動物で筋萎縮	6.0(mg/日)
ビタミンK	フィロキノン,メナキノン	血液凝固	血液凝固遅延	150

推奨量は18〜29歳男性の値。青字は目安量「日本人の食事摂取基準（2020）」より
*1 レチノール当量

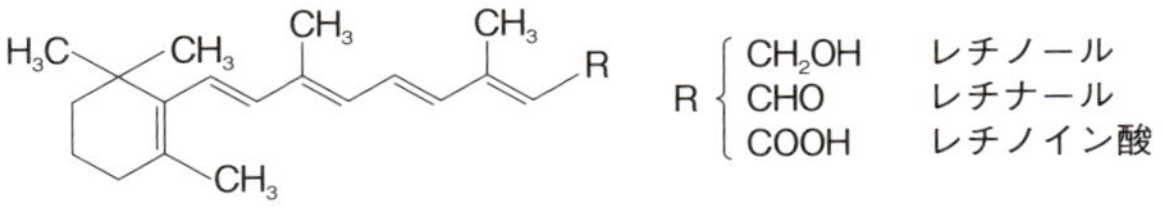

図2-36 ビタミンA

R { CH$_2$OH レチノール / CHO レチナール / COOH レチノイン酸 }

ビタミンD (calciferol)

植物由来のビタミンD_2と動物由来のビタミンD_3が存在する（図2-37）。シイタケなどに含まれるエルゴステロールに紫外線が当たるとビタミンD_2（エルゴカルシフェロール）となるが，動物体内ではビタミンD_2には変換されない。動物食品に含まれる7-デヒドロコレステロールは皮膚で紫外線によりビタミンD_3（コレカルシフェロール）となる。肝臓と腎臓で水酸化され，1,25-ジヒドロキシカルシフェロールとなり，これが活性型のビタミンD_3となる。

ビタミンDは，カルシウムやリンの代謝に関与し，カルシウムの小腸からの吸収，骨の石灰化，骨からのカルシウムの動員などに作用する。ビタミンDはレチノイン酸と同じく遺伝子発現に作用することが明らかになっている。

欠乏症はクル病，骨軟化症がある。肝油，魚類，卵黄やキノコに多く含まれる。

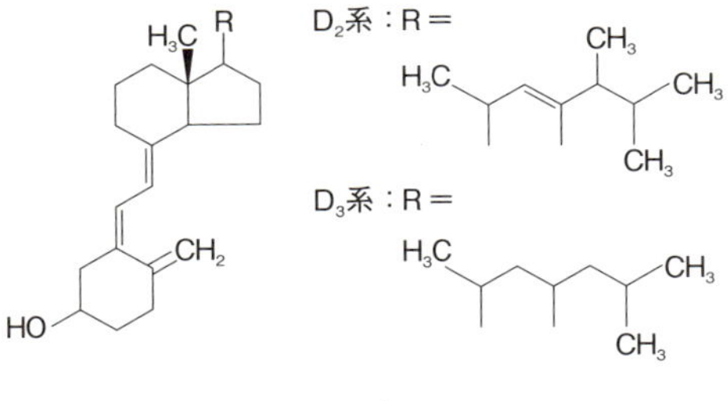

図2-37 ビタミンD

ビタミンE (tocopherol)

ビタミンEは，トコフェロールとトコトリエノールがある（図2-38）が，食品中にはトコフェロールが多く分布する。それぞれについてメチル基の数と位置

からα，β，γ，δがある。α-トコフェロールが最も活性が強い。

ビタミンEの機能はフリーラジカル（活性酸素）消去による抗酸化作用である。植物，特にその油脂に多く含まれる。油脂を含む食品の酸化防止のための添加物として多く使用されている。

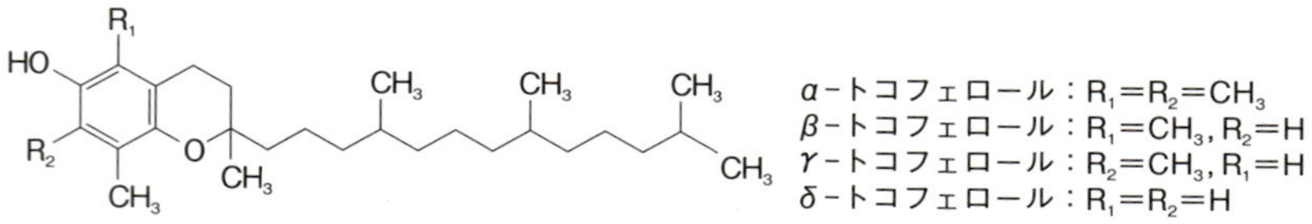

図2-38　ビタミンE

α-トコフェロール：$R_1=R_2=CH_3$
β-トコフェロール：$R_1=CH_3, R_2=H$
γ-トコフェロール：$R_2=CH_3, R_1=H$
δ-トコフェロール：$R_1=R_2=H$

ビタミンK
（phyloquinone, menaquinone）

植物由来のビタミンK_1（フィロキノン）と動物，微生物由来のビタミンK_2（メナキノン）がある（図2-39）。ビタミンKは血液凝固や骨形成に関わる。緑黄色野菜や納豆に多く含まれる。欠乏により出血症が起こるが，吸収部位である小腸の機能が正常であれば，通常の食品摂取で欠乏することはない。出生直後の乳児には，乳児ビタミンK欠乏性出血症防止のためにビタミンK_2シロップを投与する。

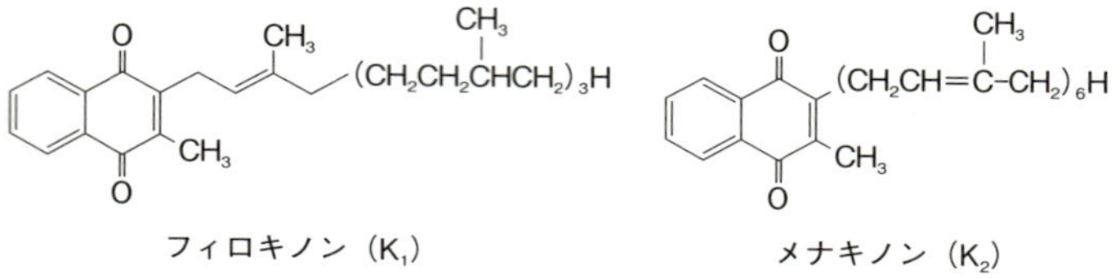

フィロキノン（K_1）　　　メナキノン（K_2）

図2-39　ビタミンK

（4）食品中のビタミンの安定性

ビタミンは表2-13に示すように加熱や酸化，光，pHなどに対して不安定なものが多い。したがって，加工や貯蔵においてはそのビタミン活性の損失も考慮しなくてはならない。

ビタミンCは最も損失しやすいビタミンであり，加工，貯蔵過程のビタミンの損失の指標ともなる。例えば，ホウレンソウを2分間ゆでると，ビタミンCの40％程度は損失する。5分間のゆでの場合には60％が損失してしまう。一方，ジャガイモの場合，丸ごと40分間蒸しても25％程度しか損失しない。このように同じビタミンでも，食品の形態などにより損失率は異なる。また，調理においては煮汁への流失も無視できない。

表 2-13　ビタミンの安定性

	加熱	空気	金属	酸性	中性	アルカリ性	光
ビタミンC	×	×	×	○	×	×	×
ビタミンB$_1$	×	×	×	○	×	×	○
ビタミンB$_2$	×	○	×	○	○	×	×
ビタミンB$_6$	×	×	○	○	×	×	×
ナイアシン	○	○	○	○	○	○	○
葉　酸	×	×	×	×	○	○	×
ビオチン	○	○	○	○	○	○	○
ビタミンB$_{12}$	○	×	○	○	○	○	×
ビタミンA	×	×	×	○	○	○	×
ビタミンD	○	×	○	×	○	○	×
ビタミンE	○	×	×	○	○	○	×
ビタミンK	○	○	○	○	○	×	×

2-2　特殊成分

2-2-1　色　　素

(1) 食品の色の機能

　食品の炭水化物，脂質，タンパク質，ミネラル，ビタミンのような栄養機能を食品の一次機能という。これに対して，色や味，香りのような嗜好性，すなわちおいしさに関わる食品の機能を食品の二次機能という。また，最近研究が進んでいる食品の健康機能性を食品の三次機能という。

　食品の二次機能には色，味，香り，温度，テクスチャーなどがあるが，いずれもおいしく食品を食べる上では重要である。特に，色，味，香りは，動物にとって危険な色，味，香り，すなわち毒性があるかどうか，あるいは体にとって役にたつものかどうかを食べる前に判断する材料となるもので，動物の本能とも関係していると考えられる。しかし，ヒトでは必ずしも本能に従わず，学習によってもおいしいと判断する色，味，香りも存在する。

　食品の色は心理的な要素も関わり食欲の増減に寄与する。一般に赤色系の色は食欲を増す。一方，野菜やナスの緑色や紫色は新鮮さを強調するが，その他の食品においてはこれらの色は食欲を減退させる傾向がある。

　物質の色は，物質を構成している分子が特定の波長の光を吸収することにより生じる。分子中の二重結合，ベンゼン環，ニトロ基のような官能基，金属との錯体などが特定の波長の光の吸収に関与することが多く，食品に含まれる色をつかさどる成分である色素もこのような分子構造が関連している。

　近年，食品の色素成分が食品の三次機能に関わる例が多く明らかに

なっている。色素は単なるおいしさの因子だけでなく，健康機能性をも持つ場合があり，その有用性は今後ますます広がると考えられる。ここでは，代表的な食品の色素について解説する。

(2) ポルフィリン色素

ポルフィリン色素は4分子のピロール（図2-40）が4つのメチル基で環状構造を形成した安定な共鳴体であるポルフィリン骨格をもった化合物である。分子の中心にマグネシウムイオンを持つものをクロロフィル，鉄イオンを持つものをヘムという。

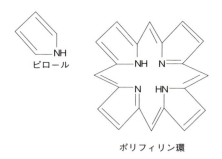

図2-40 ポルフィリン環とピロールの構造

クロロフィル クロロフィルは植物の緑色を示す物質であり（図2-41），植物体内ではタンパク質と結合して光合成に関わっている。側鎖の違いから，やや青みがかった緑色のクロロフィルaと緑色のクロロフィルbがある。一般的に野菜の葉にはaとbが3:1の割合で存在している。クロロフィルは，酸性において配位しているマグネシウムがはずれ緑褐色のフェオフィチンとなる。これをさらに加熱すると側鎖の加水分解により，褐色のフェオフォーバイトが生成する。このような色の変化は調理においてよく認められるものである。アルカリ性ではマグネシウムは脱離せず，側鎖の加水分解で緑色のクロロ

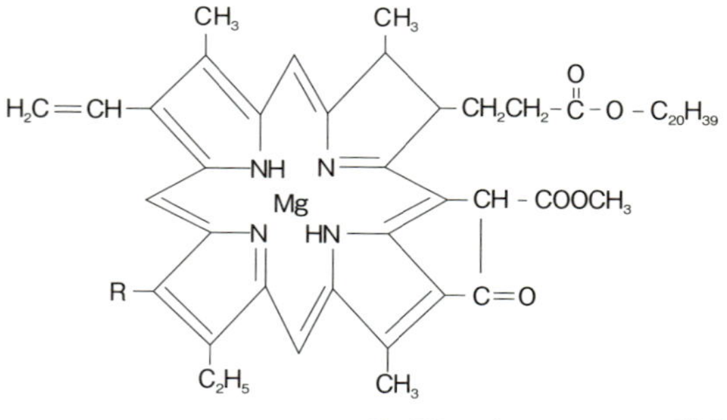

R：CH₃ クロロフィルa（青緑色）
R：CHO クロロフィルb（緑色）

図2-41 クロロフィルの構造

フィリンが生じる。クロロフィルのマグネシウムを銅または鉄に置換してアルカリ性で加水分解すると、緑色の銅（鉄）クロロフィリン（ナトリウムまたはカリウム塩）となり、これは安定な化合物であるので食品添加物として使用される。クロロフィルは細胞内のクロロフィラーゼにより側鎖が加水分解されてフィトールがはずれ、緑色のクロロフィリドとなり、さらに酸の存在でフェオフォーバイトになる（図2-42）。

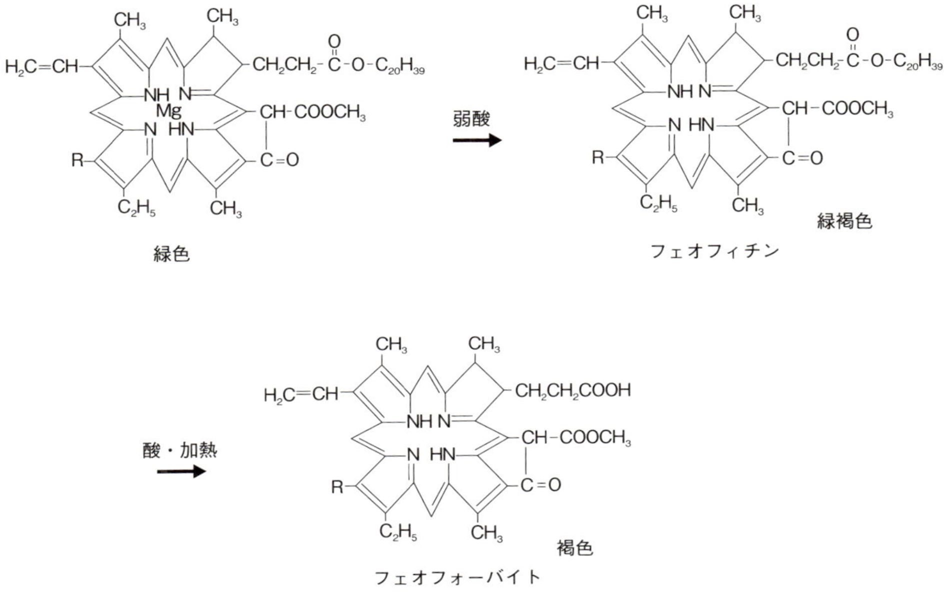

図2-42 クロロフィルの変化

ミオグロビン

もう1つのポリフィリン色素はヘム（図2-43）を含むミオグロビン（肉色素）とヘモグロビン（血色素）である。食肉の色はその90％はミオグロビンに由来する。ミオグロビンはヘムとタンパク質（グロビン）で構成されている。

図2-44に示すように、と殺直後の肉にはポリフィリン環の中心の鉄イオンがFe^{2+}である還元型のミオグロビン（暗赤色）が存在する。空気に触れると、酸素が付加しオキシミオグロビン（鮮赤色）となる。さらに空気中に長時間放置すると、Fe^{2+}が酸化されてFe^{3+}となった赤褐色のメトミオグロビンになる。このような肉を加熱するとタンパク質のグロビンが変性し、褐色のメトミオクロモーゲンとなる。これらの色調の変化は通常の調理で認められるものであるが、加工肉（ハム、ソーセージなど）の場合、容易に褐色となるのは好ましくないと判断され、赤食を保持する加工が行われる。ミオグロビンが亜硝酸塩から生成する一酸化窒素（NO）と結合するとニトロソミオグロビンとなり、鮮やかな赤色を呈する。ニトロソミオグロビンは加熱するとグロビンが変性しニ

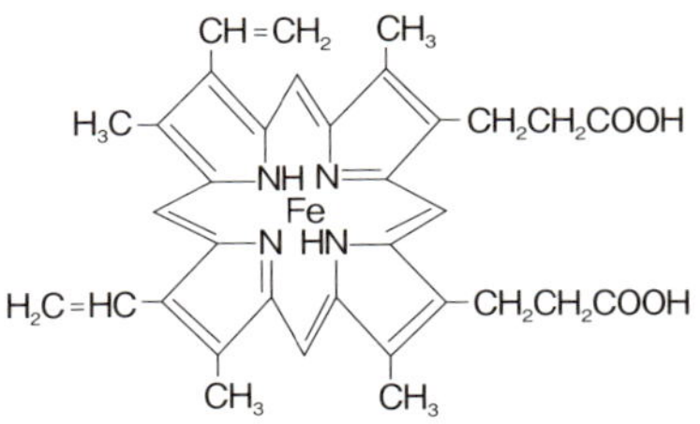

図2-43 ヘムの構造

トロソミオクロモーゲンになるが，褐色にならず赤色が保持される（肉色の固定，3-3（76ページ）参照）。この過程で用いられる亜硝酸からは，発がん性のある N-ニトロソアミンも生成するので，亜硝酸の使用は最小限にとどめるべきである。

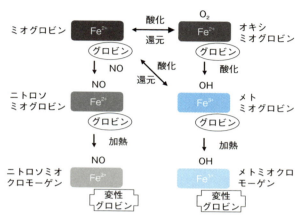

図 2-44　ミオグロビンの変化

（3）カロテノイド色素

カロテノイド色素はイソプレン（$CH_2=C(CH_3)CH=CH_2$）8個が結合した構造をもつ。動植物に広く分布し，種類も多い脂溶性の色素で，黄色〜橙色〜赤色の色調を示す。代表的なものを図 2-45 に示す。極性基をもたないものをカロテン，水酸基などの極性基をもつものをキサントフィルという。

多くの野菜には種々のカロテノイド色素を含むが，クロロフィルと共存していることが多いので緑色に見える。一方，トマトやカボチャの実ではカロテノイドの色がはっきりわかる。ワカメにはフコキサンチンが含まれているが，これは生ではタンパク質と結合して赤色を示す。しかしワカメをゆでると結合が切れて黄橙色になり，クロロフィルの緑色が明確となる。

動物にもカロテノイド色素が存在する。エビやカニにはアスタキサンチンがタンパク質と結合した形で含まれているが，ゆでると結合が切れて鮮赤色となる。

カロテノイドは脂溶性の色素であるため，植物（飼料）を食べた動物の脂質や卵黄にも蓄積する。霜降り肉の脂質は黄色は好まれないが，卵黄では色が濃い方が好まれる傾向がある。

カロテノイド色素は熱に対して安定で，加熱，冷凍による変化は少ない。一方，酸素や光に対しては不安定で退色する。

α-カロテン，β-カロテン，γ-カロテン，クリプトキサンチンは小

腸粘膜でビタミンA（レチノール）に変換されるので，プロビタミンAとも呼ばれる。また，カロテノイドは共役二重結合が多いので，フリーラジカル（活性酸素）の消去能力が強い。最近，トマトのリコピンなどの抗酸化効果が食品の三次機能性成分として注目されている。

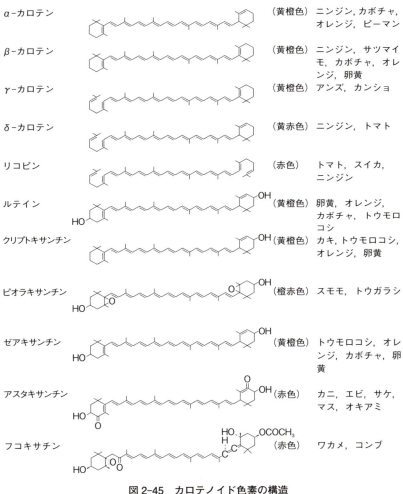

図2-45 カロテノイド色素の構造

(4) フラボノイド色素

フラバン（C_6-C_3-C_6）を基本骨格とするフラボノイドは，その構造からフラバノン，フラボン，フラボノール，イソフラボンに大別され（図2-46），またA環，B環の水酸基の位置と数で多くの種類がある。これらの多くは，植物体内においては糖とグリコシド結合した配糖体の形で存在する。フラボン，フラボノールは黄色を呈する（例えばケルセチン）。配糖体は無色のものも多いが，ソバに多く含まれるルチン（ケルセチンルチノシド）は配糖体であるが黄色を呈する（図2-47）。

フラボノイドはアルカリ性で黄色が強く発色する。また，アルミニウ

ム，マグネシウム，鉄イオンはフラボノイドと結合して黄色〜青紫，青褐色に変化する。

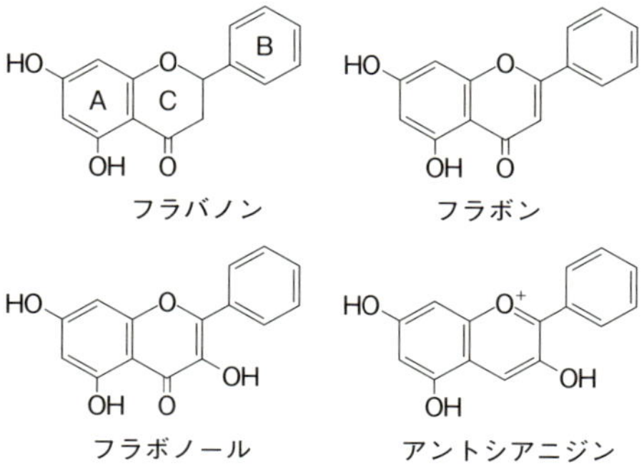

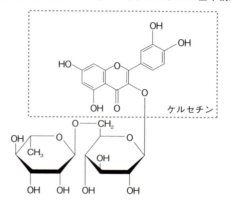

図2-46　フラボノイドとアントシアニジンの基本構造

図2-47　ルチンの構造

　アントシアニンは，フラボノイドと類似した構造をもつアントシアニジンをアグリコンとして糖との配糖体として植物に広く存在する。表2-14に示すように，アグリコンにより色調が赤〜紫〜青と食品の多

表2-14　アントシアニンの色

アントシアニジン	色	アントシアニン	所在
ペラルゴニジン	赤橙	カリステフィン	イチゴ
		ペラルゴニン	ザクロ
ペオニジン	赤	オキシコクシシアニン	ブドウ
		ペオニン	ピンクチェリー
シアニジン	赤	クリサンテミン	赤カブ
		シアニン	イチゴ、紫シソ
マルビジン	赤	エニン	ブドウ
		マルビン	
ペチュニジン	赤紫	ペチュニン	ブルーベリー
デルフィニジン	赤紫	ナスニン	ナス

彩な色を演出する。アントシアニンは，分子が正に帯電しているため，pHによりその色調が大きく変化する（図2-48）。例えば紫シソに含ま

れるシソニンは，酸性では赤色を呈し，中性では紫色，アルカリ性では青色を呈す。漬け物における色調変化はこの分子構造の変化に由来する。一方，アルミニウムや鉄イオンはアントシアニンの錯化合物となり深色変化をおこす。

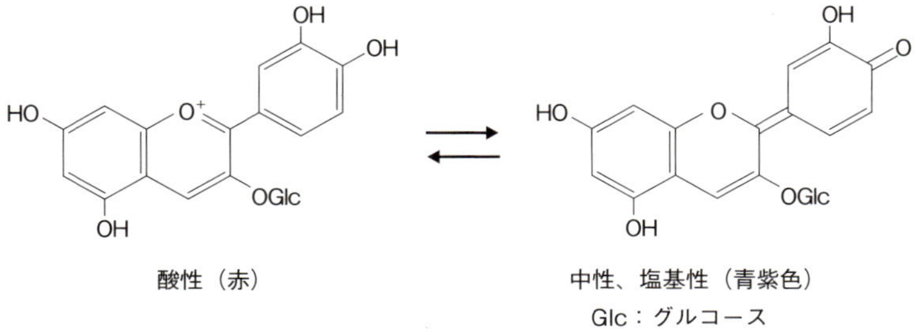
OH
OH
HO
O+
OGlc
OH
酸性（赤）
OH
O
HO
O
OGlc
OH
中性、塩基性（青紫色）
Glc：グルコース

図 2-48　シアニジン-3-グルコシドの pH による色調変化

フラボノイドの一種であるカテキンは無色であるが，紅茶製造時の発酵過程にポリフェノールオキシダーゼで酸化されると，テアフラビンとなり赤褐色を呈する（図 2-49）。フラボノイドなどのポリフェノール（分子内に複数のフェノール性水酸基をもつ化合物）は酸化されると褐色を示すものが多い。

フラボノイドやアントシアニンは強い抗酸化性を示し，最近これらの健康機能性も明らかにされている。

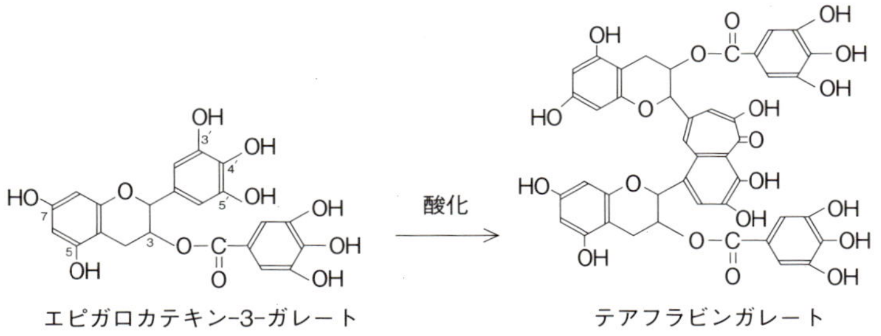
エピガロカテキン-3-ガレート
酸化
テアフラビンガレート

図 2-49　テアフラビンの生成

(5) その他の色素

ウコンから抽出されるターメリック（カレー粉の色）は，黄～赤褐色を示すジケトン系色素であるクルクミンが含まれる（図 2-50）。クルクミンは熱に対して安定である。

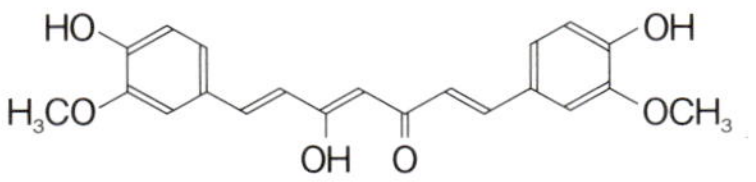
HO
H_3CO
OH
O
OH
OCH_3

図 2-50　クルクミンの構造

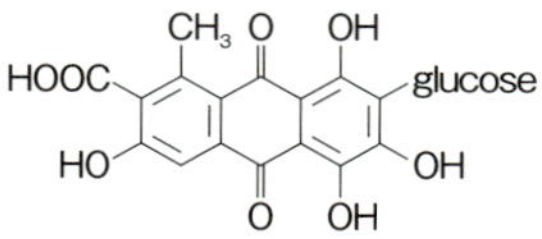

図 2-51　カルミン酸の構造

　食品添加物として用いられるキノン系色素のコチニール色素，カルミン酸は，サボテンに生息するエンジムシの虫体から抽出した色素である（図 2-51）。酸性では黄色であるが，pH 6 以上では赤色を示す。

　食品添加物には，化学的に合成，あるいは天然色素に化学的処理を行った合成着色料も用いられる。代表的な合成着色料として食用赤色 2 号（アマランス）や食用青色 1 号（ブリリアントブルー FCF）などの食用タール系色素（図 2-52）がある。合成着色料は化学的な安定性に優れているが，タール系色素の中には発ガン性など毒性が疑われるものもあるので注意が必要である。

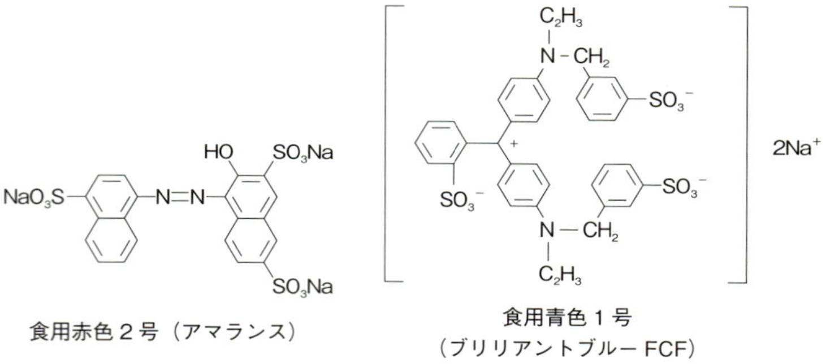

食用赤色 2 号（アマランス）　　　食用青色 1 号（ブリリアントブルー FCF）

図 2-52　タール系色素の構造

(6) 食品成分の反応による色

　食品には成分の反応により色を示す場合がある。先に述べた，ポリフェノールの酸化による褐変はその 1 つである。リンゴの切り口が褐変するのはリンゴに含まれるポリフェノールが，リンゴに含まれるポリフェノールオキシダーゼで酸化されたからである。また，タンパク質のアミノ基と還元糖との間で起こる褐変反応であるメイラード反応は，多くの食品の加工，調理で見られる色調変化である。しょう油やみその褐色は我々にとっておいしさを連想させる重要な色である。同様に，糖の加熱で生じるカラメルの黒褐色も多彩な食品を作る重要な因子である。

2-2-2　味

(1) 食品の味

　味は，食品のおいしさにおいて最も重要な因子である。甘味，塩味，

酸味，苦味を4原味といい，さらに旨味を加えたものを基本味という。基本味以外にも辛味，渋味，えぐ味などを示す味物質がある。さらに，味にはあつみ，こってり，ひろがり，のび，鋭い，こく，まろやか，ふくよかなどといった表現もあり，基本味を示す物質を含め，多くの味物質が複雑に絡み合い，「風味」を形成している。

基本味の味物質は，舌表面に分布する味蕾の味細胞にあるそれぞれの受容体と結合したり，イオンチャンネルを変化させることにより，細胞内外の電位差を変化させて味神経に刺激を与える。味神経への刺激は大脳で記憶中枢からの情報を合わせて，味として判断される。本来，味も色や香りと同じく実際に食べる前（消化管に入る前）に動物にとって必要なものか，食べてはいけないものかを判断する手段である。しかし，ヒトでは絶対的な味だけでなく，学習や記憶が大きく作用している。例えば，苦味は本脳的には忌避する味で乳幼児は食べないが，ビールなどにみられるように成人では苦味をおいしいと感じる食品もある。

(2) 甘 味

甘味は他の味に比べ「甘い」と感じる最低濃度（閾値）が高い。これは，基本的に甘味を示す物質が糖であり，エネルギー摂取のための重要な存在であるからだと考えられる。味細胞の受容体にプロトン供与基と受容基をもつ特定の形をした甘味物質が結合することで，刺激が伝わり甘味を感じる。甘味物質のプロトン供与基と受容基の間には図2-53に示すように，両者の距離が3×10^{-10}mで，その他疎水基が必要である説が提唱されている。

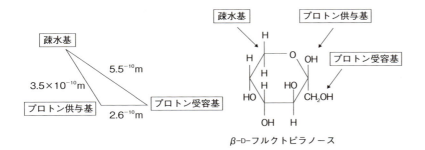

図2-53 甘味発現と甘味物質の構造

代表的な甘味物質はスクロース（ショ糖）である。グルコース（ブドウ糖），フルクトース（果糖）など単糖も甘味を呈するが，その甘味の程度は異なり，フルクトースが最も単糖では甘い（表2-15）。フルクトースの甘味度は低温で強い（図2-54）。フルクトースは6員環のピラノース構造と5員環状のフラノース構造が水溶液中で存在するが，低温では甘味度の高いピラノース構造のものが多い。清涼飲料水などの加工食

表 2-15 主な甘味物質の甘味度
（スクロースを 1 とする）

甘味物質	甘味度
グルコース	0.7
フルクトース	1.2〜1.8
スクロース	1
ラクトース	0.4
フルクトオリゴ糖	0.6
ソルビトール	0.5
グリシン	0.9
ステビオシド	300
アスパラテーム	180
サッカリン	200〜700

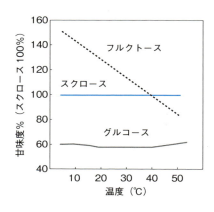

図 2-54 フルクトースの甘味度と温度の関係

品では，フルクトースの強い甘味を利用して「果糖ブドウ糖液糖」として使われている。これは，果糖ブドウ糖液糖がデンプンを原料として酵素法で製造されるため安価であり，また低温でフルクトースの甘味が強いからである。一方，スクロースは還元基がないので反応性に乏しいことから甘味の安定性に優れ，また味の点からもスクロースの方がフルクトースより良質の甘味を有している。したがって，日常の調理ではスクロースがよく使われる。フルクトオリゴ糖などのオリゴ糖も甘味を呈するが，その程度は小さい。多糖は甘味を呈さない。ソルビトールやキシリトールのような糖アルコールは甘味の程度は低いが，清涼感のある甘味がある。

アミノ酸のグリシンや L-アラニンは爽やかな甘味がある。一般に L-アミノ酸には苦味のあるものが多いが，D-アミノ酸は甘い。タンパク質は無味のものが多いが，甘味を有するタンパク質もある。ソーマチンは

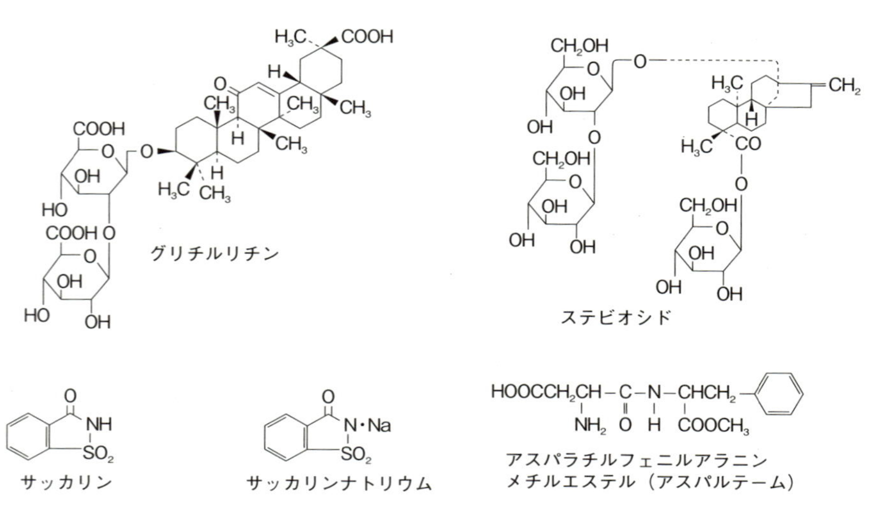

グリチルリチン

ステビオシド

サッカリン

サッカリンナトリウム

アスパラチルフェニルアラニンメチルエステル（アスパルテーム）

図 2-55 甘味を有するテルペン配糖体および合成甘味料の構造

西アフリカ原産の果実（Miraculous berry）に含まれるタンパク質（分子量22,000）であり，スクロースの750〜1600倍甘い。モネリン（分子量10,700）や卵リゾチーム（分子量14,500）も強い甘味を有する。テルペン配糖体であるグリチルリチン（甘草の甘味成分）やステビオシド（ステビアの葉から抽出）はスクロースの数百倍甘い（図2-55）。

合成甘味料としてはサッカリン，サイクラミン酸（チクロ），アスパルテームが知られており，きわめて強い甘味を呈する（図2-55）。アスパルテーム（N-L-アスパラチル-L-フェニルアラニンメチルエステル）は，低エネルギーの甘味料（食品添加物）として使われている。

(3) 酸 味

酸味は，食品中の酸が解離して存在するプロトン（H^+イオン）の味である。プロトンが味細胞膜のカリウムチャンネルを閉じることで，細胞内外の電位差が変化し，刺激が伝わる。また最近，酸味物質の受容体候補も発見され，カリウムチャンネル以外の機構の可能性もある。解離度が大きいほど酸味が強いが，有機酸の方が無機酸より酸味が強い。酸の種類でも酸味は変化することから，陰イオンの影響もあるものと考えられる。

食品中の酸味物質としては，酢酸（食酢），クエン酸（柑橘類），リンゴ酸（リンゴ），酒石酸（ブドウ），乳酸（発酵食品），炭酸，リン酸（清涼飲料水），L-アスコルビン酸がある。有機酸の閾値は0.03〜0.06％である。

(4) 塩 味

塩味は食塩（塩化ナトリウム）に代表される味である。塩化カリウム，塩化アンモニウム，リンゴ酸ナトリウム，マロン酸ナトリウムなども塩味を呈するが，食塩が最も塩味の質がよい（苦味などを感じない）。塩味の閾値は0.3％程度で甘味の1/5程度である。塩味の刺激伝達機構は塩味物質の陽イオンが膜上のイオンチャンネルに影響を与えることによると考えられている。

食塩は体のミネラルバランスにとって必要なものである。そのため，本能的に塩味を好み，不足は致命的である。多くの料理でも塩味がなくてはおいしいとは感じない。0.9〜1.0％程度が食品のおいしい食塩濃度であるが，この濃度は体液のミネラル濃度に近い。一方，食塩の摂取過剰は高血圧のリスクが高くなるので，過剰摂取に注意を払う必要がある。

(5) 苦 味

苦味は基本的に好まれない味で，他の味に比べて閾値が低い（甘味の1/2500）。この低い閾値は，有毒物質（多くが苦味を呈する）の危険を

低濃度で察知するための自己防衛本能と考えられる。しかし，現在我々が食べる食品におけるおいしさは，苦味が重要な因子となるものも少なくない。

苦味物質にはフラボノイド配糖体であるナリンギン（グレープフルーツ，夏ミカン），ネオヘスペリジン（柑橘類），テルペンであるリモニン（グレープフルーツ），ククルビタシン（キュウリ），イソフムロン（ビール），アルカロイドのカフェイン（コーヒー），テオブロミン（カカオ）などがある（図2-56）。ビールの苦味物質であるイソフムロンは，苦味のないホップのフムロンが煮沸により異性化してイソフムロンとなり苦味を呈する。

L-アミノ酸も苦味のあるものが多く，疎水性アミノ酸や塩基性アミノ酸は苦い。タンパク質分解酵素は，疎水性アミノ酸や塩基性アミノ酸を認識してタンパク質を加水分解するものが多く，生成したペプチド末端にこれらのアミノ酸が存在する場合が多い。その結果，生成したペプチドがチーズや醤油などの発酵食品における苦味の原因となり，これらの食品の複雑な味に貢献する。

苦味物質は味細胞の受容体に結合し，G-タンパク質を介して刺激が細胞内に伝わる機構が明らかになってきた。

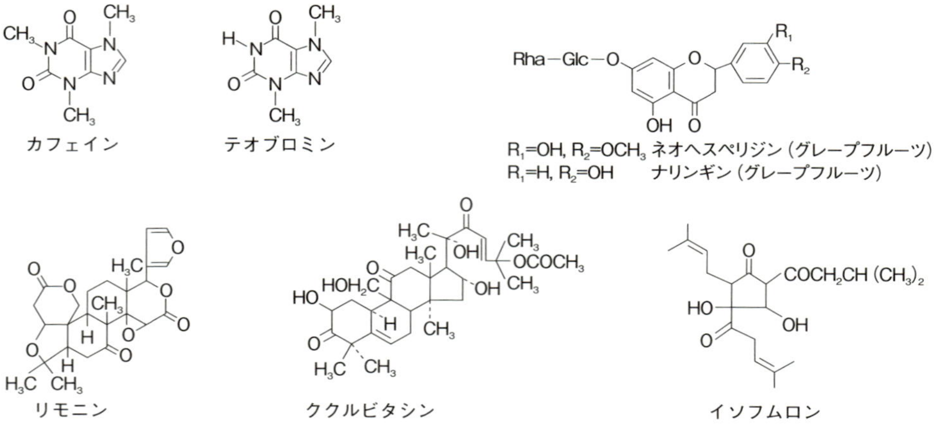

図2-56　苦味物質の構造

(6) うま味

うま味は，日本の伝統料理のダシの味であり，中華料理の鶏湯（チータン）の味であり，西洋料理のスープのフォン，ブイヨンの味でもある。この味の本体はわが国で研究が進み，国際的に認知された。うま味は摂食を促す味ととらえることができる。

代表的なうま味物質（図2-57）は，コンブのうま味物質として単離されたL-グルタミン酸ナトリウム（MSG）である。MSGは調味料とし

て広く用いられている。中性付近で最もうま味強度が強い。アミノ酸関連のうま味物質としては，玉露のうま味成分であるテアニン（γ-グルタミルエチルアミン）が知られている。また，キノコのハエトリシメジのトリコロミン酸，イボテングダケのイボテン酸もうま味があるがこれらのキノコは有毒である。

核酸系のうま味物質としてはイノシン酸（5′-イノシンモノリン酸，IMP）とグアニル酸（5′-グアニンモノリン酸，GMP）がある。IMPはかつお節の，GMPは干しいたけのうま味成分である（図2-58）。

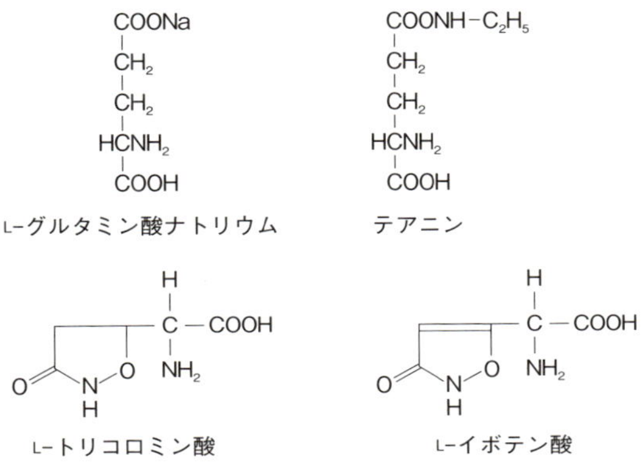

図2-57 アミノ酸系うま味物質の構造

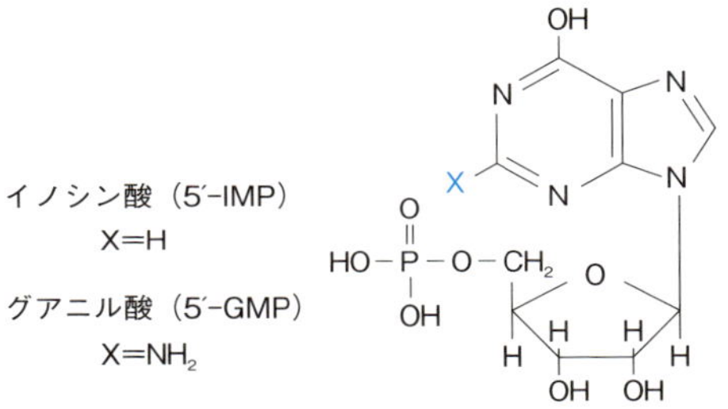

図2-58 核酸系うま味物質の構造

貝や清酒のうま味に関係する物質としてはコハク酸が知られている。うま味物質には相乗効果が認められている。MSGを単独で用いるよりも，IMPなどの核酸系うま味物質を同時に用いることでうま味が増強される（表2-16）。だし，鶏湯（チータン），フォン，ブイヨンなどでも，多くの食材を混合してうま味を引き出しているのは，経験的にうま味の増強作用が使われていると考えられる。うま味調味料にはMSGとIMPが混合されている場合が多い。畜肉ではと殺後一定期間放置するとうま味が増強される（熟成）。これは死後，上記の核酸系うま味物質がATPから生成されるだけではなく，筋肉タンパク質の死後の分解でアミノ酸やペプチドが生成し，これらが相乗的にうま味を醸し出すからと考えられる。

表2-16 MSGと核酸系うま味物質の相乗作用

| 混合比（重量比） | うま味 | |
MSG：核酸	5′-IMP	5′-GMP
1：0	1	1
1：2	6.5	13.3
1：1	7.5	30.0
2：1	5.5	22.0
10：1	5.0	19.0
50：1	2.5	6.4
100：1	2.0	5.5

(7) その他の味

渋味 　柿の渋味はタンニン（重合ポリフェノール）が原因である。タンニンは舌の粘膜を収斂させることで渋味を感じさせる。渋味を呈する物質としては，緑茶のカテキンやコーヒーのクロロゲン酸，柿のシブオール，栗のエラグ酸がある（図2-59）。

えぐ味 　えぐ味は，野菜の「あく」の味である。ホモゲンチジン酸（図2-59），タンニン，シュウ酸などによる。

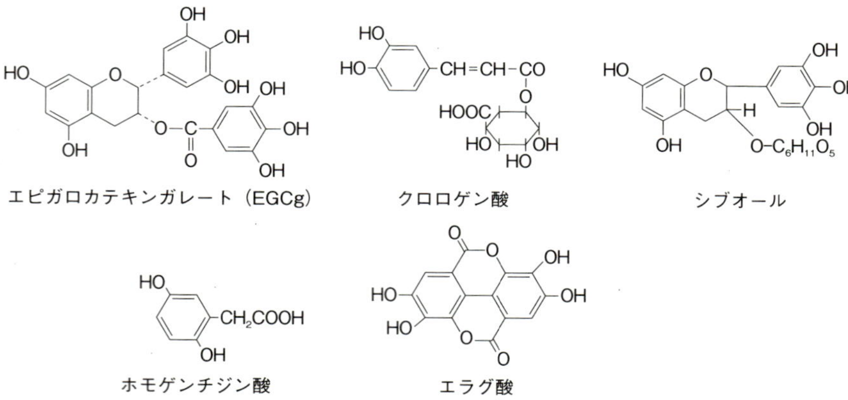

エピガロカテキンガレート（EGCg）　　クロロゲン酸　　シブオール

ホモゲンチジン酸　　エラグ酸

図2-59　渋味，えぐ味物質の構造

こく 　こくは以上に述べた味覚物質による味とは異なり，きわめて複雑な，かつ心理的要素も含めた味である。一般的にこくというと，濃厚かつ持続感のある味と理解されることが多いが，和食などでは必ずしもこれにあてはまらない場合もある。こく味物質としての同定は難しく，例えばアミノ酸やペプチドなどタンパク質の加水分解物やうま味物質が相互に影響を及ぼしながら形成されているとも考えられている。持続感の観点からは脂肪の関与も推定される。一方，香りや食感もこくの重要な要素であり，また学習効果のような心理的要素も加わっている。現在の食生活においてはこくは重要な味（風味）であり，こくを示す物質やこくの発現機構について研究，開発が盛んに行われている。

(8) 味覚修飾物質

トリテルペン配糖体であるギムネマ酸は甘味を抑制する効果がある。他の味には影響しない。西アフリカ原産のミラクルフルーツ（*Richadella dulcifica* の実）に含まれる糖タンパク質であるミラクリン（分子量24,600）は酸味を甘味に変える作用がある。*Curculigo latifolia* の果実に含まれクルクリン（分子量27,800のタンパク質）は甘味を有するが，水や酸味を有する物質を甘く感じさせる作用がある。

2-2-3 香　　り

(1) 食品の香りの機能

　香りのある物質は 10 万種以上あるといわれ，日常の香り物質でも数千種はあると考えられる。香りの表現もきわめて多様で，味のような香りの分類は難しいが，化学構造的には二重結合，アルコール，フェノール，ケトン，カルボン酸，エーテル，ラクトン，エステルなどが芳香を示す。一方，アミンやチオエーテルなどは悪臭の原因となるものが多い。

　香りの特徴は，香り物質が味物質よりもより低濃度で感じることができることである。これは動物の危険回避行動のひとつで，食べる前にその食品が危険かどうか判断する本能である。また，香りは記憶に留まりやすい。幼い時に感じた香りを大人になっても思い出すケースも多い。一方，良い香りが漂っていても，その香りに対してなれ（脱感作）が生じ，普段感じないわずかな他の香りも感じることができるというように，香りの応答には識別機能が高い特徴がある。

　香り物質は鼻にある嗅上皮（嗅粘膜）という組織の嗅細胞で感知する。香り物質が嗅細胞の受容体に結合すると，GTP が関与する G-タンパク質を介して細胞内のシグナル伝達系が作用して，最終的に細胞内外の電位差を変化させて嗅神経に伝達され，脳で判断される。

　香り物質の分子量は 300 以下のものが多く，適度の水溶性と脂溶性をもつものが多い。これは揮発性が必要であると同時に，嗅上皮の粘液に溶けないと受容体と結合できないからである。例えば，純粋なメタンは気体であるが水に溶けないので，香りはしない。水にわずかにとける疎水性物質ほど閾値が低い（図 2-60）。

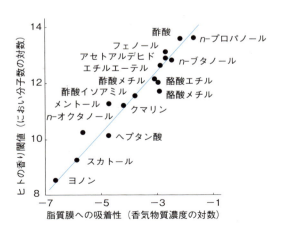

図 2-60　ヒトの香りの閾値と香気物質の疎水性の関係
（日本化学会編，『（化学総説 40）味とにおいの分子認識』，学会出版センター）

(2) アルコール，アルデヒド，ケトン

野菜やハーブに多く見出される（図2-61）。(3Z)-ヘキセノール（青葉アルコール），(2E)-ヘキセナール（青葉アルデヒド）は植物の青臭さの原因となる。これらは，植物のリノール酸やリノレイン酸にリポオキシゲナーゼが作用して生成した過酸化脂肪酸の分解産物である。(3Z)-ヘキセナールは大豆油の戻り香の原因物質で，大豆油が劣化すると多く生成する一方，豆腐の風味の深みにも関連している。

ハーブにはオイゲノール（クローブ，オールスパイス），チモール（タイム），メントール（ハッカ），バニリン（バニラビーンズ）などの芳香環の側鎖がアルコールやアルデヒドである香り物質が含まれている。

1-オクテン-3-オールはマツタケなどキノコの特徴的な香り物質のひとつである。

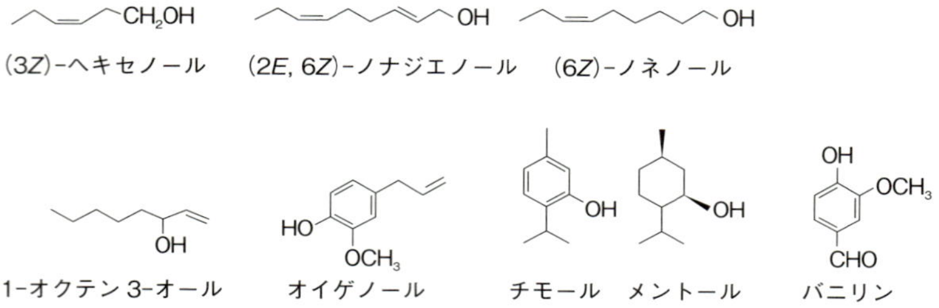

(3Z)-ヘキセノール　　(2E,6Z)-ノナジエノール　　(6Z)-ノネノール

1-オクテン3-オール　　オイゲノール　　チモール　　メントール　　バニリン

図2-61　アルコール構造をもつ香気物質

(3) 有機酸

酢酸（食酢，乳製品），酪酸（乳製品），プロピオン酸（乳製品）はいずれも水溶性が高く，閾値が高い（高濃度で感じる）。

食酢の酢酸は酢酸菌により作られるものであるが，発酵方法や熟成，原材料由来のアルコール，エステルなども副生成物として生じる。これらは酢酸とともに食酢の芳醇な独特の香りを形成する。

酢酸，酪酸，プロピオン酸は乳牛の反芻胃の微生物により作られた有機酸で乳牛のエネルギー源となるが，その一部が乳に移り乳製品に含まれるものである。これらも乳製品独特の香りのもとになるものであり，さらに発酵乳製品では微生物により多くの香気成分が生成する。

(4) アルデヒド，ケトン

野菜などの植物にアルコールから誘導されたアルデヒドの構造をもつ香気物質が多い（図2-62）。(2E)-ヘキセナール（青葉アルデヒド）は(3Z)-ヘキセノールから生成される。(2E,6Z)-ノナジエナールはキュウリの香り成分となる。(6Z)-ノネナールはメロンの香り成分である。ヘキサナール，(3Z)-ヘキセナールはそれぞれ米ぬか臭，大豆油の変敗臭

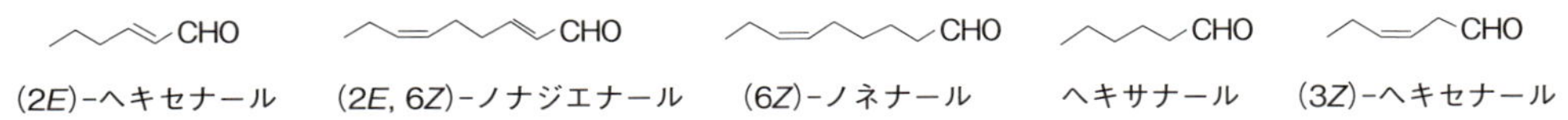

(2E)-ヘキセナール　　(2E,6Z)-ノナジエナール　　(6Z)-ノネナール　　ヘキサナール　　(3Z)-ヘキセナール

図 2-62　アルデヒド構造をもつ香気物質

の原因物質である。

(5) エステル

酢酸イソアミル（バナナ），酪酸エチル（パインアップル），デカジエン酸エチル（洋ナシ），桂皮酸メチル（マツタケ）など，果実を中心にエステル類（図 2-63）が特有の芳香を出す。また γ-（および δ-）デカラクトン（桃），γ-ドデカラクトン（桃）のようなラクトン（図 2-64）も甘い香りを示す。これらは青葉アルコールと異なり，細胞内で合成されたものであるため，果実が熟すほど香気成分が増加する。例えばバナナの香気成分である酢酸イソアミル量はバナナが未熟な青い時期には少ないが，バナナの色調が濃黄色になる 10 日後には酢酸イソアミル量も 10 倍以上増加する。

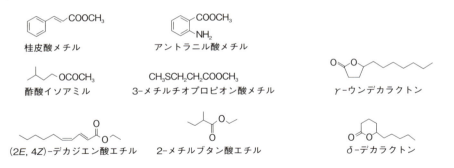

図 2-63　エステル構造をもつ香気物質　　　図 2-64　ラクトン構造をもつ香り物質

(6) テルペン

果実の香りは上記のエステル以外に，特に柑橘類ではテルペンの寄与も大きい（図 2-65）。リモネン（オレンジ），シトラール（レモン），ヌートカトン（グレープフルーツ）などは柑橘類の香り物質である。また，ショウガにはゲラニオール，リナロールが香り物質として含ま

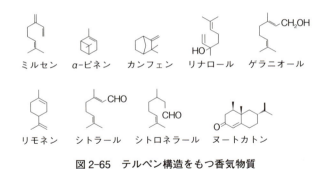

図 2-65　テルペン構造をもつ香気物質

れる。ハーブ，野菜類ではテルペンも重要な香り物質であり，α-ピネン（シュンギク，ナツメグ），シトロネラール（サンショウ），ミルセン（セリ）がある。

(7) 窒素化合物

魚の生臭さはアミン化合物（図2-66）が原因であることが多い。鮮度が低下するとアミン化合物が増加する。トリメチルアミンオキシドが細菌の酵素によりトリメチルアミンに還元され，生臭さの原因となる。一方，淡水魚では塩基性アミノ酸のリシンが分解して生成したピペリジンが生臭さを示す。魚の鮮度が低下するとδ-アミノ吉草酸δ-アミノバレラールが生成し，悪臭の原因となる。

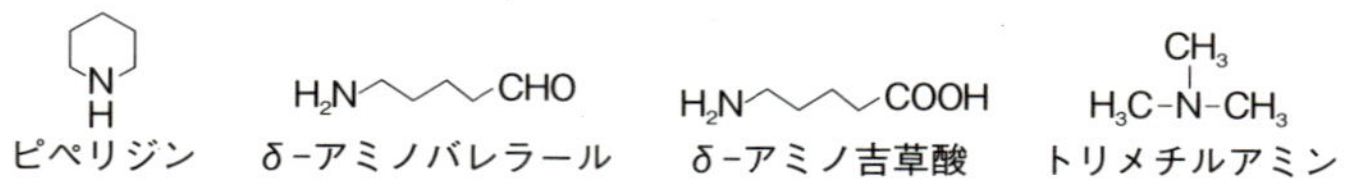

図2-66 アミン構造をもつ香気物質

(8) イオウ化合物

イオウを含む化合物にも特有の香りを示すものがある。レンチオニン（図2-67）は環状イオウ化合物でシイタケの香り物質である。ジメチルスルフィドはノリの香気成分である。

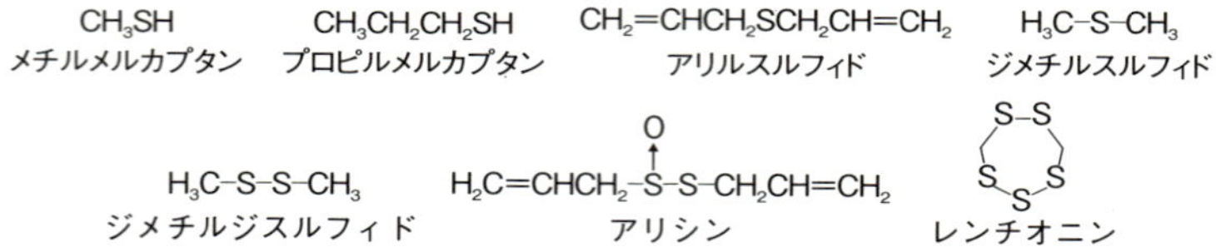

図2-67 香りを有するイオウ化合物

キャベツ，ダイコン，ワサビなどのアブラナ科の植物は，調理により細胞が破壊され，配糖体であるグルコシノレートからチオグルコシダーゼ（ミロシナーゼ）という酵素によりグルコースがはずれ，さらに反応が進みイソチオシアネート類が生成する（図2-70）。これは，辛味物質にもなる。わさびや和がらしのアリルイソチオシアネートは辛味，香りとも強いが，ダイコンの4-メチルチオ-3-ブチニルイソチオシアネートは辛味が強く，香りは弱い。

ネギやニンニクの香気はジスルフィド類（図2-68）による。例えば，ニンニクでは調理の過程で細胞が破壊されることで，アリイナーゼという酵素がアリイン（S-アリル-L-システインスルホキシド）に作用してアリシンが生成し，これからニンニク特有の香り物質であるジアリルスルフィドが生成する。

ネギやタマネギの刺激臭はメチルメルカプタンなどのアルキルメルカプタン類（図2-67）である。

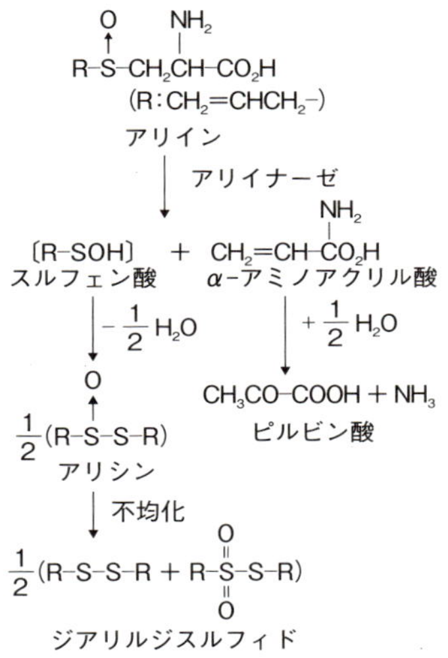

図2-68　ニンニクの香気物質の生成

(9) 加工による香り

アミノカルボニル反応（メイラード反応，マイヤー反応）から生成したジカルボニル化合物（1,2-ジケトン）とアミノ酸のストレッカー分解で，種々のカルボニル化合物が生成する。これらのうち，ピラジン類はパンの香りなど，特有の香り成分となる。

2-2-4　辛　　味

辛味とは，化学物質が口腔粘膜にある痛覚伝達の神経末端を刺激して生じる体性感覚である。したがって辛味は味覚とは異なるが，われわれの食生活においては重要な味である。辛味成分の受容にはイオンチャネ

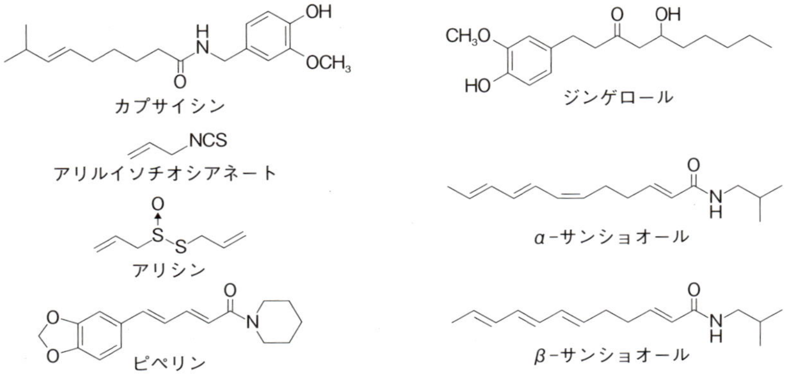

図2-69　辛味成分

*TRP は transient receptor potential の略

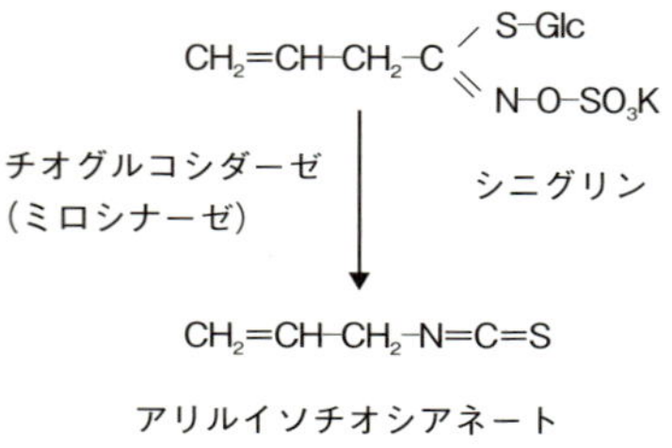

図2-70 ワサビの辛味の発現

ル型受容体（TRPファミリー*）が関わっている。トウガラシの主要な辛味成分であるカプサイシンはTRPV1（バニロイドレセプターの一種）を，ワサビ，カラシの辛味成分であるアリルイソチオシアネートや，ニンニクのアリシンはTRPA1をそれぞれ活性化する。その他の辛味成分としては，コショウのピペリン，ショウガのジンゲロール，サンショウのα-，β-サンショオールなどが知られている。

辛味成分の生理機能として，カプサイシンの消化促進，体熱産生，抗酸化，抗菌作用などが研究されている。

2-2-5 有害成分

食品中には摂取したときに中毒をひきおこすなど，毒性を有する有害物質が含まれる場合がある（図2-71）。

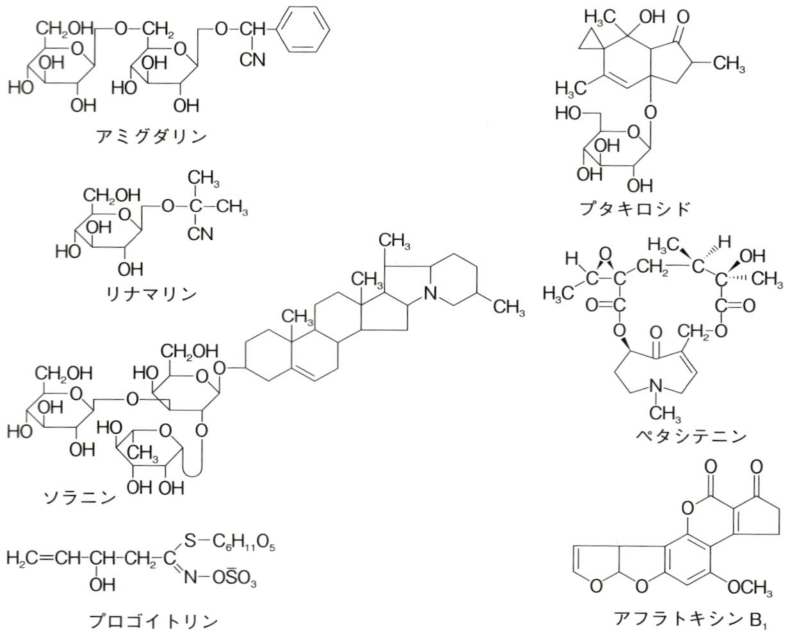

図2-71 有害成分（1）

（1）植物の有害成分

アミグダリンやリナマリンはシアン配糖体であり，これらにβ-グルコシダーゼが作用すると糖鎖がはずれ，ヒドロキシニトリル化合物となる（4-3-3章参照）。さらにヒドロキシニトリルリアーゼが作用するとシアン化水素が遊離し，呼吸系に対し強い毒性を持つ。アミグダリンは，仁と呼ばれるウメの種子やアーモンド，アンズ，桜桃，モモ，ビワなどの種子に含まれている。リナマリンは，タピオカでんぷんの原料であるキャッサバや製餡原料であるビルマ豆などに含まれている。これら

食品加工の際には酵素処理や水さらしを行う必要がある。

ソラニンはジャガイモの新芽と緑変部に含まれているアルカロイド配糖体であり，アセチルコリンエステラーゼ阻害などにより，腹痛，嘔吐，下痢などの胃腸障害をひきおこす。多量に摂取すると，発熱，血圧低下，神経障害をひきおこし，死にいたることもある。

カラシナなどに含まれるからし油配糖体（グルコシノレート）であるプロゴイトリンは，同じ植物に含まれるミロシナーゼ（チオグルコシダーゼ）の作用および環化反応によりゴイトリンとなる。ゴイトリンは甲状腺におけるヨウ素取り込みを阻害するため，長期間大量に摂取すると甲状腺腫の原因となる。

ワラビに含まれるプタキロシド（ptaquiloside）は活性化されるとDNA修飾活性，変異原性をもつ（図2-72）。またフキノトウに含まれるピロリジジンアルカロイドであるペテシテニンも変異原物質である。

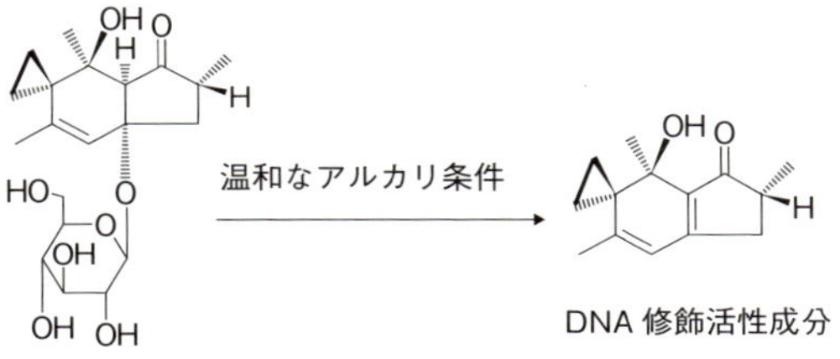

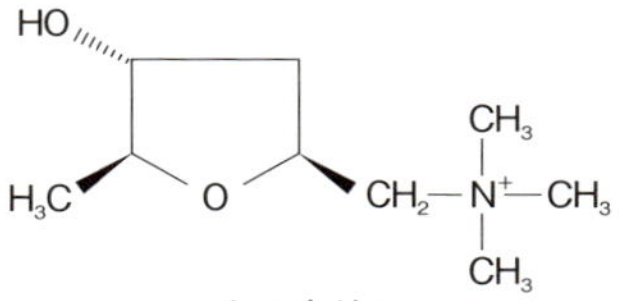

図2-72 プタキロシドの活性化

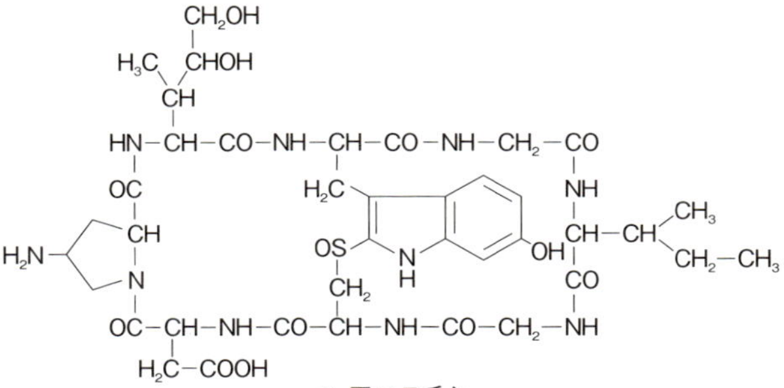

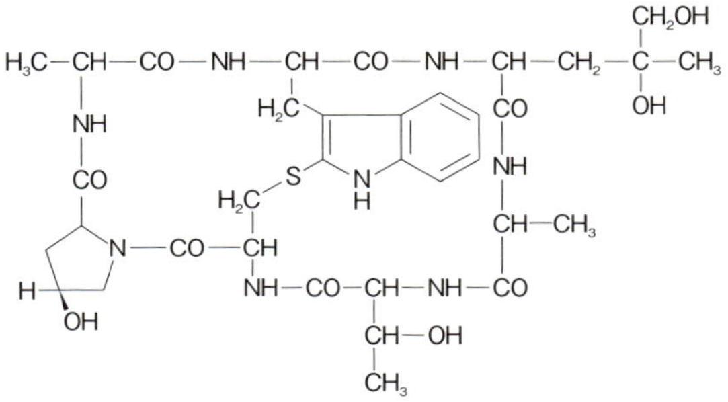

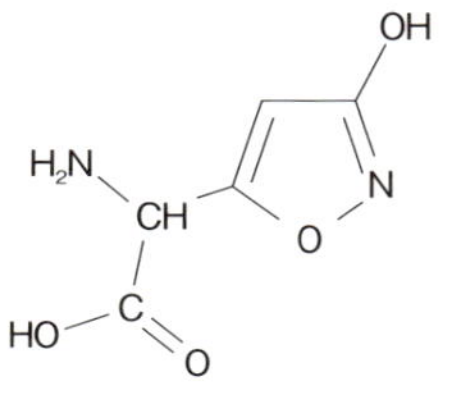

図2-73 有害物質（2）

しかしこれらの物質は，あく抜きや茹でることによって大部分除去できる。

*Aspergillus flavus*が産生するカビ毒であるアフラトキシンB_1は強力な変異原物質・発がん物質である。ピーナッツなどが汚染された場合，大きな問題となる。

キノコ毒としては環状ペプチドであるアマトキシン類（α-アマニチンなど）とファロトキシン類（ファロイジンなど）が代表的で，ドクツルタケ，タマゴテングタケなどに含まれる。激しい腹痛，下痢，嘔吐とともに，肝臓，腎臓などに障害をひきおこす。ムスカリンはアセチルコリン受容体を介して作用するアルカロイドで，アセタケ類，テングタケなどに含まれる。イボテン酸はベニテングタケなどに含まれる毒物である。

また生大豆のトリプシンインヒビター，豆類のヘマグルチニン，穀類のフィチン酸，野菜類のシュウ酸などは，摂取の仕方によっては毒性を示す。

(2) 魚介類

フグの卵巣や肝臓に多く含まれるテトロドトキシンは，ナトリウムチャネルを阻害することにより神経毒性を発揮し，痺れや嘔吐などをひきおこす猛毒である。

貝毒は，渦鞭毛藻などのプランクトン由来の毒物が，これを摂取したホタテガイなどに蓄積するもので，麻痺性貝毒や下痢性貝毒などがある。サキシトキシンは主要な麻痺性貝毒であり，テトロドトキシンと同じチャネルに作用する。下痢性貝毒の例としては，ジノフィシストキシンなどが知られている。

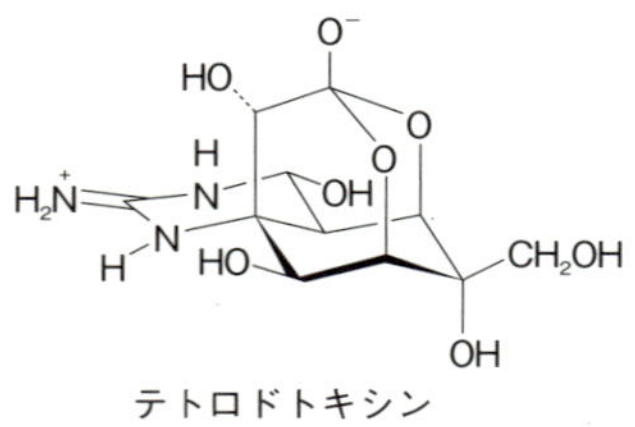

テトロドトキシン

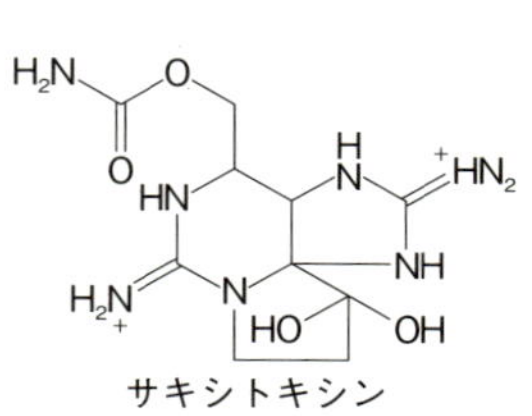

サキシトキシン

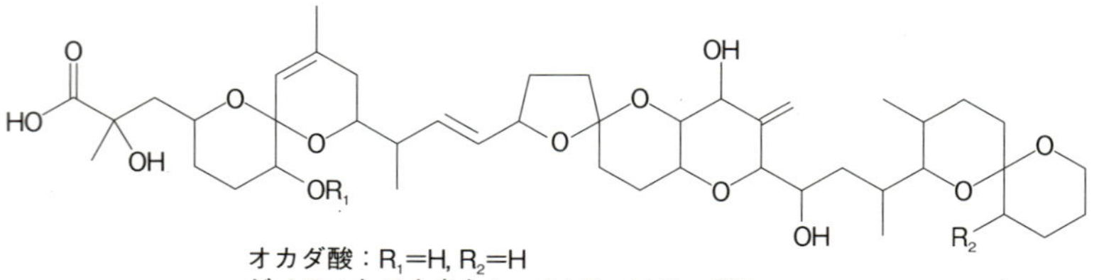

オカダ酸：R_1=H, R_2=H
ジノフィシストキシン−1：R_1=H, R_2=CH_3
ジノフィシストキシン−2：R_1=アシル基, R_2=CH_3

図 2-74　有害成分（3）

(3) 微生物

微生物による食中毒の原因として細菌，ウイルス，原虫などがある。細菌性食中毒は感染型，毒素型，中間型に分類される。感染型とは，食品中で増殖した細菌が食品とともに摂取され，小腸内でさらに増殖し，中毒症状を引き起こすものである。原因細菌としてはサルモネラ菌，腸炎ビブリオ，カンピロバクターなどがある。毒素型には食品中に含まれる細菌が増殖とともに毒素を産生し，その食品を摂取することによってその毒素によって食中毒を起こすものである。原因細菌としては黄色ブドウ球菌，ボツリヌス菌などがある。中間型は食品中で増殖した細菌が腸管内に定着して毒素を産生し，その毒素によって下痢などの中毒症状を起こすものである。原因細菌として腸管出血性大腸菌 O157：H7，セレウス菌，ウエルシュ菌，赤痢菌，コレラ菌などがある。

ウイルス性食中毒の原因としてはノロウイルスが代表的であり，生カキなどを介して感染し，患者数も多い。そのほかA型肝炎ウイルス，E型肝炎ウイルスなどがある。原虫では，クリプトスポリジウム，ジアルジア，サイクロスポラなどが知られている。

(4) その他

環境汚染物質として鉛，水銀，カドミウム，アルミニウム，ヒ素などの金属や，残留農薬などの化学物質が食品中に移行した場合は有毒である。加工中に生成する有害物質として，肉や魚の焼け焦げに存在するベンゾ[a]ピレン（ベンツピレン）やヘテロサイクリックアミン（図3-23参照），亜硝酸と2級アミンの反応で生じるニトロソ化合物があげられる。これらは変異原物質であると同時に発がん物質でもある。

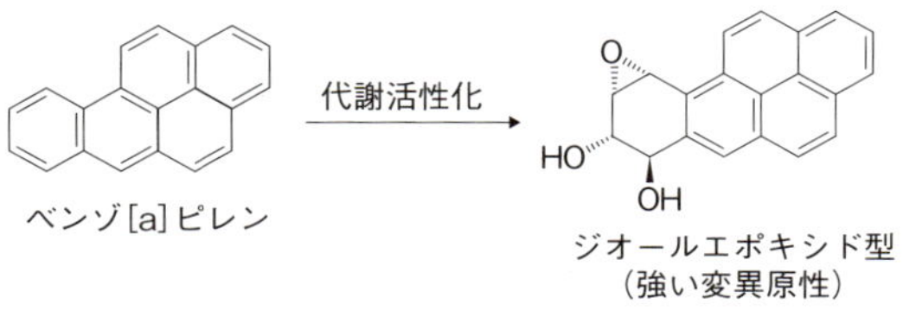

図2-75 ベンゾ[a]ピレンの代謝活性化
ベンゾ[a]ピレンは、肝臓の代謝酵素により変異原性が強められる。

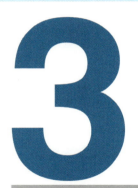

3 食品成分の化学

3-1 酸　化

3-1-1 酵素的酸化

　食品における脂質の酵素的酸化は，トマト，キュウリや茶葉などの新鮮な香りにみられるような緑葉香気の形成に関与している。一方，酵素的酸化によって生成されるヒドロペルオキシドは次項で述べる非酵素的酸化反応の基質ともなりえる。

　緑葉香気に関与する脂質としてはリノール酸およびα-リノレン酸を含む脂質があげられる。リノール酸は酸素添加酵素であるリポキシゲナーゼによって9-あるいは13-ヒドロペルオキシドとなる（図3-1）。また，リノレン酸（α-リノレン酸）も同様に9-あるいは13-ヒドロペルオキシドとなる（図3-2）。

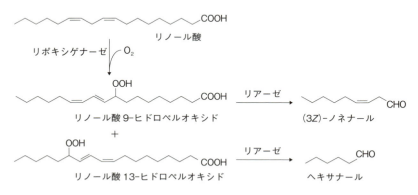

図3-1　リノール酸の酵素的酸化

　リノール酸 9-ヒドロペルオキシドからは開裂酵素であるリアーゼによって，(3Z)-ノネナールが生成する。一方，リノール酸 13-ヒドロペルオキシドからはヘキサナールが生成する（図3-1）。同様にリノレン酸 9-ヒドロペルオキシドから (3Z,6Z)-ノナジエナールが，リノレン酸 13-ヒドロペルオキシドからは (3Z)-ヘキセナールがそれぞれ生成する（図3-2）。

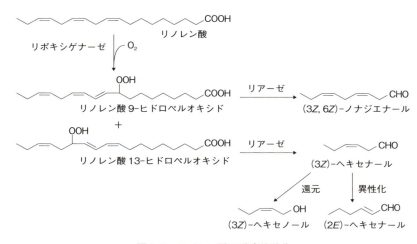

図 3-2 リノレン酸の酵素的酸化

このように生成した炭素 6 あるいは 9 個のアルデヒド類からは，アルコールデヒドロゲナーゼ（ADH）や異性化酵素（異性化因子）により同じ炭素数のアルコール類やアルデヒドの異性体がそれぞれ生成し，「みどりの香り」を与える。例えばリノレン酸由来の (3Z)-ヘキセナールからは，(3Z)-ヘキセノール（青葉アルコールと呼ばれる）や (2E)-ヘキセナール（青葉アルデヒドと呼ばれる）などが生じる（図 3-2）。

3-1-2　自動酸化（図 3-3）

脂質が自動酸化すると食品では酸化臭が生成したり，食品成分や生体成分に影響を与える。脂質の酸化によって生体成分の変化や組織の損傷が，老化，発がん，糖尿病，動脈硬化などに深く関わっている。

(1) ラジカル連鎖反応機構

自動酸化はまず開始反応（initiation）から始まる。これは系内に何らかの原因でラジカル（I・）が発生する（式1）。I・は引き抜かれうる水素を有している脂質中の脂肪酸 LH から水素を引き抜く（式2）。次に増殖反応（propagation）に進む。L・は酸素と結合し，LOO・（lipid peroxy radical）となる（式3）。LOO・は別の LH から水素を引き抜き，LOO・は LOOH（lipid hydroperoxide）となる（式4）。この式 (4) で生じた L・は再び式 (3) に戻る。開始反応で 1 個のラジカルが系内に生じると，通常は数十回以上式 (3) 〜式 (4) を繰り返し，それに相当するの数の LH が LOOH に酸化される。これを連鎖反応（chain reaction）という。

最終的には停止反応（termination）で終結する。これはラジカル同士が反応し，ラジカルが消滅する反応である。その他に阻害物質とラジ

カルが反応して，反応性の低いラジカルに変わる反応もある。この反応は上記の増殖反応の系外に出る。

(2) 開始反応機構

通常の炭化水素のCH結合が自然に開裂してラジカルを発生する反応（自発的なラジカル発生）は高温でなければ起こらない。また，酸素分子と不飽和脂肪酸が直接反応してラジカルが生じるのも極めて遅い反応である。フェノールやアスコルビン酸などはアルカリ性で陰イオンに解離するが，その陰イオンが分子状酸素に電子を移動して，ラジカルを生じる例は良く知られている（式5）。これは，フェノールがアルカリ性で空気酸化するときの基本的な反応と考えられているが，不飽和脂肪酸の活性メチレンが陰イオンになって酸素分子と結合する可能性はない。

さらに系内に混入する微量の重金属が作用している可能性については，Co^{3+}など酸化力の強い重金属が無水の環境において不安定なラジカルを生じる例がある（式6）。逆に還元力の強いイオンであるCu^+などが分子状の酸素をラジカルイオンにして開始反応に働くことも考えられている（式7）。

しかし，式(6)でも式(7)にしても微量の金属が連続的にラジカルを生じ続けることは可能性が低い。そこで，不飽和脂肪酸の自動酸化生成物による自動触媒的開始反応という考えが仮定されている。重金属が存在しない場合，ヒドロペルオキシドが式(8)のように反応すると考えられている。

自動触媒的開始反応にはヒドロペルオキシドが関与せず，2つのhydroperoxide基が結合した二量体が関与するとの報告もある。これは高度に精製されたリノール酸メチルの酸化では，自動触媒的経過を示さず，初めから直線的に酸化度が増大するという結果に基づいている。

一方，Fe^{2+}（Fe^{3+}に比較して不安定）やCu^+（Cu^{2+}に比較して不安定）のような重金属が共存する系では，式(9)に示すようなヒドロペルオキシドが関与する自動触媒的開始反応が働いていると考えられる。

$$? \longrightarrow I\cdot \tag{1}$$

$$I\cdot + LH \longrightarrow IH + L\cdot \tag{2}$$

$$L\cdot + O_2 \longrightarrow LOO\cdot \tag{3}$$

$$LOO\cdot + LH \longrightarrow LOOH + L\cdot \tag{4}$$

$$A^- + O_2 \longrightarrow A\cdot + \cdot OO^- \tag{5}$$

$$RH + M^{(n+1)+} \longrightarrow R\cdot + M^{n+} + H^+ \tag{6}$$

$$M^{n+} + O_2 \longrightarrow M^{(n+1)+} + \cdot OO^- \tag{7}$$

$$2LOOH \longrightarrow [LOOH \cdots \overset{H}{O}OL] \longrightarrow LO\cdot + H_2O + LOO\cdot \tag{8}$$

$$LOOH + M^{n+} \longrightarrow LO\cdot + M^{(n+1)+} + OH^- \tag{9}$$

図3-3 脂肪酸の自動酸化

(3) 脂肪酸とヒドロペルオキシド

脂肪酸の中で引き抜かれやすい水素は，両側を二重結合で挟まれたメチレンの水素（-CH=CH-CH_2-CH=CH-）である。青で示した構造を活性メチレンという。二重結合を2個以上もつ天然の脂肪酸（リノール酸，リノレン酸，アラキドン酸，エイコサペンタエン酸，ドコサヘキサエン酸など）はすべてこのような水素をもっている。自動酸化が問題になるのは二重結合を2個以上もった脂肪酸に限られ，1個のオレイン酸では酸化速度は数十分の1，飽和脂肪酸ではさらにその数十分の1以下である。

リノール酸の例で自動酸化の化学変化を図3-4に示した。図の（LH）は，リノール酸の9～13番目（カルボキシル基末端より）の炭素の部分を示したもので，活性メチレンは11位に存在する。（L・）は11位の水素が引き抜かれたものであり，ラジカルが9位か13位に移動し，これらが（LOO・）を経て，（LOOH）になる。したがって，リノール酸からは9位と13位に-OOH基の結合したlipid hydroperoxideの異性体が生じる。

二重結合がさらに多い脂肪酸の場合では活性メチレン基は二重結合数よりひとつ少ない個数あるのでLOOHの異性体数もその分多くなる。リノール酸の単純なエステル（トリグリセリドやメチルエステルなど）では，酸化が過度に進まない限り，生成物はほとんどヒドロペルオキシドである。しかし，二重結合が3個以上の脂肪酸や，リン脂質の中の脂肪酸ではヒドロペルオキシド以外の生成物が多量に認められる。

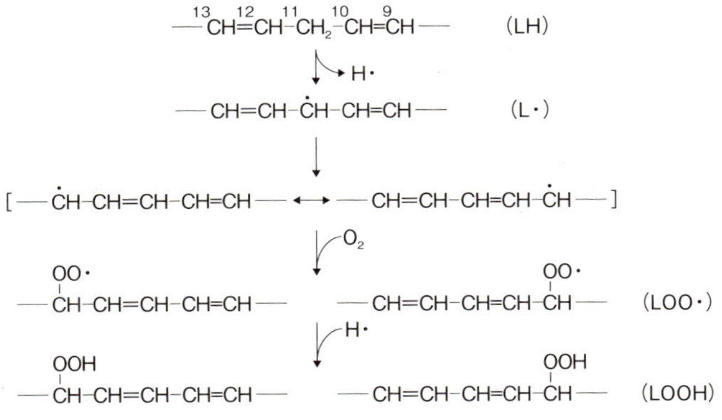

図3-4 リノール酸の自動酸化

(4) 酸化速度に関与する要因

酸化速度の違いは，系内のラジカルの生成と消去の早さによる。すなわち開始反応と停止反応の釣り合いによって決定する。したがって酸化を抑制するには，キレート剤などによる重金属の不活性化や，光の遮断

などで開始反応を抑えるか，抗酸化剤を用いて停止反応を起こりやすくすればよい。

自動酸化は温度が高くなるほど速くなるが，温度の影響は比較的小さい。これはラジカル反応の活性化エネルギーが小さいためと考えられている。したがって，低温にしても酸化を停止できない。また，酸素濃度を多少下げても酸化速度は大きく変化しない。増殖反応で酸素が関与する反応は図3-3の式（3）であるが，連鎖反応の全体の速度は，律速段階の式（4）に支配されている。したがって酸化を完全に抑制するには酸素濃度を0近くに下げる必要があり，食品から酸素を除去する目的で脱気や不活性ガス置換などが行われている。

(5) 抗酸化性の機構

自動酸化を抑制する物質を抗酸化物質という。第1のグループは連鎖を終結させる反応で働く物質，いわゆるラジカル捕捉剤（radical scavenger）である。フェノール類が代表的で，天然ではトコフェロールやポリフェノール類が知られている。BHT（ジブチルヒドロキシトルエン）やBHA（ブチルヒドロキシアニソール）は油脂などに添加物として用いられた合成抗酸化剤であるが，発がん性が疑われており，忌避されるようになった。一般的に水素供与性のある還元性物質はラジカル捕捉作用がある。特に還元性の強いアスコルビン酸やメラノイジンが抗酸化性を示すことは良く知られている。しかし，還元性の強いアスコルビン酸やSH化合物などは条件によっては酸化促進的に働くこともある。例えば，脂肪酸やリン脂質が水中で乳化した系に，微量な鉄や銅とアスコルビン酸が共存すると強い酸化触媒となる。

第2には，重金属の封鎖剤（masking agent）である。これは相乗剤と分類する場合もある。重金属を錯体として不活性化するキレート剤が多い。食品や生体内ではクエン酸などの有機酸，アミノ酸，ポリリン酸などが働いている。これらは金属の関与する開始反応を抑制することによって，酸化を抑制すると考えられる。メイラード反応により生成する褐色物質メラノイジンもキレート作用をもつ。

酸化初期の酸化速度のきわめて低い時期を誘導期（induction period）というが，食品や生体ではこの時期を過ぎると急激に酸化が進行する。抗酸化物質の中で特に第1のグループは主として誘導期を延長することによって酸化を抑制する。

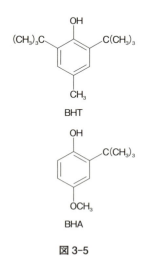

図3-5

(6) 自動酸化生成物

自動酸化はさまざまな悪影響を与えるが，主生成物のヒドロペルオキシドよりもむしろ，アルデヒド類などの少量生成物がその原因となっている。好ましくない酸化臭の主体はアルデヒドである。リノール酸から

はヘキサナール，2,4-デカジエナール，4-ヒドロキシ-2-ノネナールなどが生じる。これらはヒドロペルオキシドから過酸化物の重合・分解を経て生成すると考えられている。生じたアルデヒド類はアミノカルボニル反応などにより種々の成分と反応し，生体内で悪影響を与える。

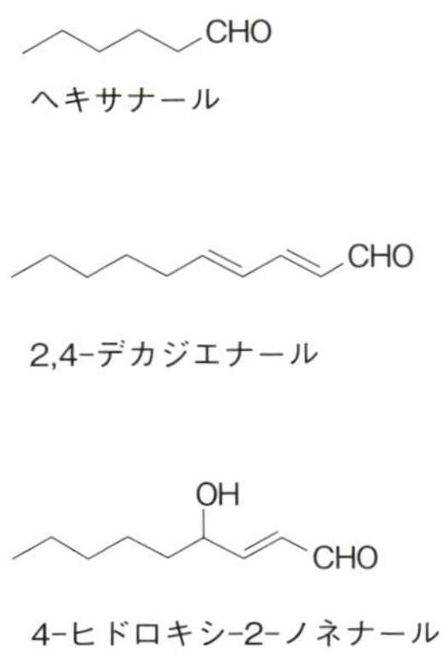

3-1-3 光増感酸化

光のエネルギーを吸収し励起状態となった分子は，エネルギーを他の分子に与えて化学反応を促進させる。これを光増感反応といい，光エネルギーを吸収して他に与える物質を光増感剤とよぶ。食品中にも含まれるクロロフィルやリボフラビン（ビタミンB_2）などの色素は光増感剤となる。

光増感剤により促進される酸化反応を光増感酸化とよぶ。クロロフィルなどは，基底状態の酸素分子（三重項酸素；$^3O_2$）にエネルギーを与え，励起状態の一重項酸素（$^1O_2$）を生成させる。この$^1O_2$が脂肪酸の二重結合に作用すると，ヒドロペルオキシドが生じる。リノール酸からは 9-，10-，12-，13-ヒドロペルオキシドが生じる（図3-7）。

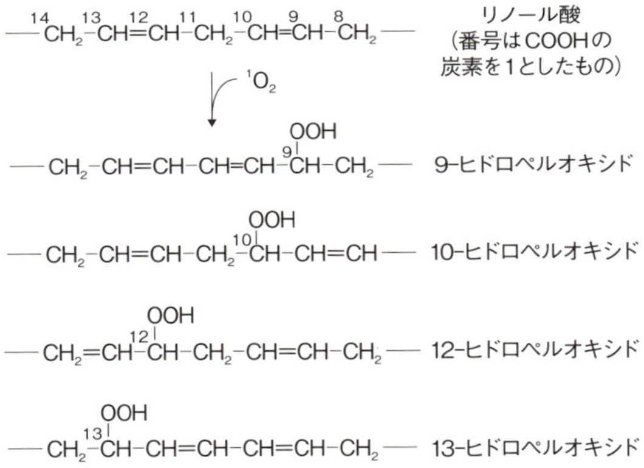

ヘキサナール

2,4-デカジエナール

4-ヒドロキシ-2-ノネナール

図3-6

図3-7 リノール酸の光増感酸化

3-2 加熱変化

加熱は，食品の加工・調理において最もよく用いられる操作であり，風味の向上，物性の変化，消化率改善など品質の変換や，殺菌に必須の反応である。加熱操作においては食品中のさまざまな成分に変化が生じる。

3-2-1 糖　　質

糖質の代表的な加熱変化は還元糖の関与するメイラード反応（3-4参

照）と多糖類が関与する糊化反応である。高温で加熱された場合には糖質は熱分解される。

　デンプンは水の存在下で加熱すると，糊化（gelatinization）する。糊化とは，加熱することによって水分子がデンプンの分子間に入りこみ水和する現象である。デンプンは生デンプンの状態では分子間で強固な結合が見られ，水分子は常温ではデンプンの分子間に入り込めない。糊化は消化性や嗜好性などの食品の品質を向上させるのに必須である。デンプンの結晶・非結晶領域の状態やアミロース（amylose）とアミロペクチン（amylopectin）の量が食品によって異なるために糊化温度や膨潤度などの糊化特性が異なる。植物性食品，例えば米を加熱するとデンプンは細胞内で糊化し，形は保ちながら特有の食感を与える。

　糊化したデンプンは時間がたつにつれ，デンプン分子間に水素結合が起こり，結晶性の一部が回復し，水に対する溶解度が低下し，食品の品質劣化を引き起こす。この現象を老化（retrogradation）という。老化は温度，濃度，pH，分子構造，共存物質などさまざまな要因により影響を受ける。

　グルコースやショ糖などを加熱するとカラメル化反応（3-7 参照）が起こる。

3-2-2　タンパク質・ペプチド・アミノ酸

　タンパク質の代表的な加熱変化は変性（denaturation）である。変性は規則的な高次構造が不規則構造へ変化する現象である。変性はタンパク質の物性にも影響を与える。例えば，乳化性（emulsifying ability），気泡性（foaming activity），ゲル化性（gelling ability）などの加工特性は，タンパク質が変性することによって現れる。加熱以外にも凍結，加圧，撹拌，酸・アルカリ，SDS（sodium dodecyl sulfate）などの界面活性剤などによっても変性する。変性によりタンパク質分子内部にあった疎水性アミノ酸の一部が分子の表面に露出すると，それらの疎水性領域同士が疎水結合し，会合して巨大分子を形成し，凝固沈殿する。変性の際，巨大分子に親水性が保持され，水を含んだ状態で凝固するとゲルとなる。

　加熱されるとタンパク質分子は分子間共有結合によって重合化する。例えば115℃以上の乾燥加熱により，リジン残基のε-アミノ基が，グルタミン残基やアスパラギン残基の酸アミドと脱アンモニア反応によってイソペプチド（isopeptide）結合する（図3-8）。架橋されたタンパク質のリジンは栄養学的に有効である。150〜300℃の加熱ではペプチド結合やアミノ側鎖が開裂を起こし，低分子化したり，重合したりする。

さらにペプチド上のα-アミノ基の水素原子の脱離によるラセミ化が起こる。特にアスパラギン酸，グルタミン酸，リジン残基に起こりやすい。また，分解によってアルデヒド類，含硫化合物などの好ましくない揮発性成分も生成する。

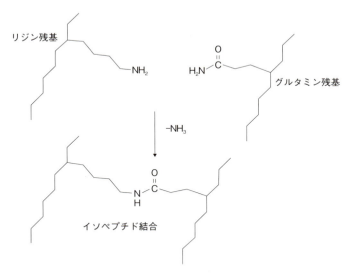

図3-8　脱アンモニア反応によるイソペプチド結合の形成

また加熱によりN末端のα-アミノ基が2番目のペプチド結合とアミノ分解を起こしジケトピペラジン（diketopiperazine）を生成する。これは焙煎したココア豆の苦味に影響を与える。またタンパク質やアミノ酸を高温で加熱すると熱分解を受け，ヘテロサイクリックアミンを生成する。これらの多くのヘテロサイクリックアミンは変異原性や発がん性を示す（3-7-2参照）。

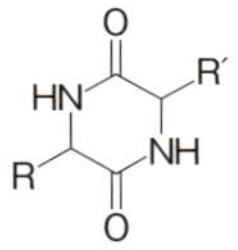

ジケトピペラジン類

図3-9

甘味料のアスパルテーム（aspartame: Asp-Phe-OCH$_3$）は中性からアルカリ性溶液中で加熱すると容易に環化し，ジケトピペラジンに変換され甘味を消失する。したがって，加熱する可能性がある場合，アスパルテームは酸性食品にのみ使用できる。

3-2-3　脂　　質

脂質の代表的な加熱変化は，過酸化反応をともなう分解・重合反応である（自動酸化の項参照）。揚げたり炒めたりした場合，加熱油脂では熱分解と熱重合を引き起こし過酸化物は蓄積しない。その結果着色し，揮発性成分が生成する。一方，食品の水分によって油脂は加水分解され脂肪酸が遊離する。これは酸価の上昇につながる。また加水分解の結果生じたグリセロールからは毒性の高いアクロレイン（CH$_2$=CH-CHO）も生成する。

3-3 亜硝酸の反応

亜硝酸（HNO_2），亜硝酸塩は酸性条件下で三酸化二窒素（N_2O_3）を生成し，図3-10のように2級アミンと反応し，発がん性のある N-ニトロソアミンを生成する。

食肉の加工には亜硝酸が用いられている。これは，肉に含まれている色素タンパク質のミオグロビン（紫赤色）と，亜硝酸の還元によって生じた一酸化窒素（NO）との反応により，紅色のニトロソミオグロビンを生成させるためである。このように肉色の固定に用いられる亜硝酸は肉製品の風味を向上させ，さらにはボツリヌス中毒を引き起こすボツリヌス菌の生育を阻止する作用がある。しかし，同時にニトロソアミンの生成も問題になる。そこで，ボツリヌス菌の発育阻止の最小必要量を用いることを前提として，最終肉製品の亜硝酸含量は70 ppm 以下に規制されている。

また，野菜類に含まれる硝酸塩は生体内で亜硝酸塩に還元され，胃内などの酸性条件下でニトロソアミンの生成に寄与する可能性が示唆されている。

一方，食品中には亜硝酸を還元分解し，ニトロソ化を阻害するアスコルビン酸やメラノイジンなども含まれており，実際の食生活では健康に害が及ぶほどのニトロソアミンが生成する懸念はない。

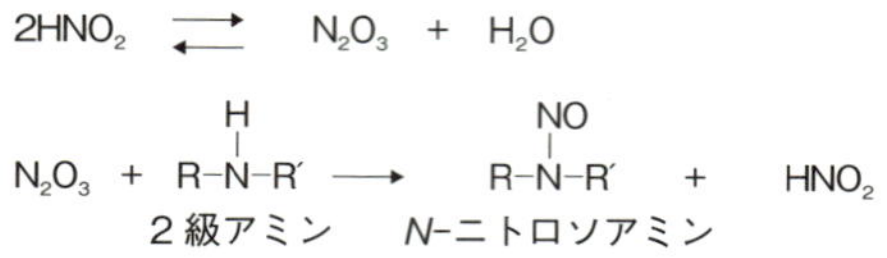

$$2HNO_2 \rightleftarrows N_2O_3 + H_2O$$

$$N_2O_3 + R\underset{2級アミン}{-\overset{H}{N}-R'} \longrightarrow R\underset{N-ニトロソアミン}{-\overset{NO}{N}-R'} + HNO_2$$

図3-10　N-ニトロソアミンの生成

3-4 アルカリ中でのタンパク質の反応

食品加工におけるアルカリ処理は，タンパク質抽出の効率化，あるいは麺の製造時にアルカリ性塩を用いる「かん水処理」などとして行われる。アルカリ処理でタンパク質は分子内，分子間で化学変化を受ける。たとえば，アミノ酸残基のラセミ化（L-アミノ酸からD-アミノ酸に変化する）や異常アミノ酸の生成が認められる。3-2-2で述べたようにラセミ化はタンパク質を高温で加熱してもおきる。

システインがジスルフィド結合したシスチン残基や，リン酸化やグリコシド化などにより修飾されたセリン残基からは，アルカリ処理によってデヒドロアラニンが生じる（図3-11）。デヒドロアラニンはさらにリ

ジン残基と反応し，リジノアラニンを生成してペプチド間に架橋を形成させる。リジノアラニンは加熱によっても生成することが知られており，システインなどの還元剤添加によって抑制される。リジノアラニンはヒトの消化酵素をはじめ通常のプロテアーゼで分解されないため，その生成はタンパク質の栄養価を低下させる原因となる。またリジノアラニンは腎臓毒性をもつことが知られている。

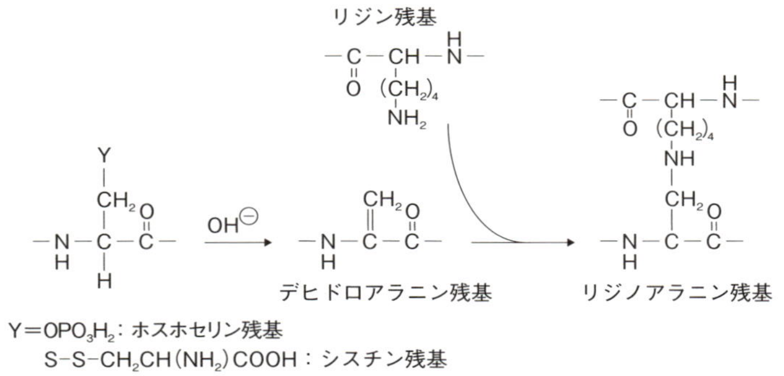
リジン残基
OH⊖
デヒドロアラニン残基
リジノアラニン残基
Y＝OPO_3H_2：ホスホセリン残基
S–S–$CH_2CH(NH_2)COOH$：シスチン残基

図 3-11　リジノアラニンの生成

3-5 酸化脂質とタンパク質の反応

製粉直後の小麦粉はドウ形成能が低いので，一定期間熟成させて用いられる。この間に小麦粉に含まれているリポキシゲナーゼが作用し，不飽和脂質を酸化させる（図 3-1，図 3-2）。これはタンパク質の S–S 架橋を促進してドウ形成能を高めるとともに，カロテノイド色素の酸化により小麦粉を漂白する効果をもつ。

一方，酸化脂質はタンパク質と反応することにより，一般的には悪影響を及ぼすことが多い。例えば，タンパク質の変性，アミノ酸の損傷，ペプチド結合の分解，架橋形成などをひきおこし，栄養価を低下させる。これは，脂質の酸化によって生じたラジカル種（ペルオキシラジカル ROO・やアルコキシラジカル RO・）や酸化二次生成物（カルボニル化合物など）がタンパク質と反応することによる。

3-6 酵素による変化

3-6-1 酵　　素

酵素とは触媒活性を有するタンパク質（ある種の RNA も触媒活性をもつ）の総称である。基質から反応生成物に至る化学反応において，その反応開始にエネルギー（活性化エネルギー）が必要となるが，酵素が存在すると，反応進行に必要な活性化エネルギーが小さくなる。

酵素と基質の反応式は，酵素（E），基質（S），生成物（P）とすると，以下のような反応式になる。すなわち酵素と基質は，酵素 - 基質複合体（ES）を形成し，その後 P を生じる。

$$E + S \rightleftarrows ES \rightarrow E + P$$

酵素は EC 番号で系統的に分類されている。EC1 は酸化還元酵素（オキシドレダクターゼ），EC2 は転移酵素（トランスフェラーゼ），EC3 は加水分解酵素（ヒドロラーゼ），EC4 は除去付加酵素（リアーゼ），EC5 は異性化酵素（イソメラーゼ），EC6 は合成酵素（リガーゼ）である。

EC3 の加水分解酵素の場合，切断の様式によりエンド型，エキソ型に分けられる。末端部分を加水分解する酵素はエキソ型であり，基質がタンパク質やペプチドの場合，エキソペプチダーゼと呼び，炭水化物の場合，エキソグルコシダーゼという。末端以外のタンパク質のペプチド結合や炭水化物のグルコシド結合を加水分解する酵素をそれぞれエンドペプチダーゼ，エンドグルコシダーゼという。

3-6-2　酵素反応の性質

(1) 基質特異性

酵素のほとんどは特定の基質とのみ反応する。酵素はタンパク質であり，高次構造をとっており，触媒活性発現のための活性中心が立体構造の中にある。その活性中心近傍に基質が結合することによって，基質 - 酵素複合体が形成される。その後，活性中心のアミノ酸残基によって種々の触媒反応が進行する。したがって，酵素と基質の関係は鍵（基質）と鍵穴（酵素）の関係にたとえられる。

(2) 温　度

酵素反応は 10℃ の温度上昇で約 2 倍の速度となる。しかし熱により高次構造が壊れ，変性すると酵素は不活性化されるので，温度上昇にともない，反応速度の上昇と酵素の不活性化の 2 つの因子が働く。一般に，動物の酵素は 30～40℃，植物の酵素は 50～60℃ で作用が最も強くなり，このような温度を最適温度（至適温度）という。

(3) 最適 pH

基本的に酵素基質反応は水の存在下で進むため，それぞれの酵素には基質に効率よく作用する pH の範囲がある。その中でも最も良く反応する pH を最適 pH（至適 pH）という。

(4) 活性化剤，阻害剤

酵素反応を促進させる物質を活性化剤（賦活剤）といい，例として，

無機イオンがあげられる。たとえばATPの関与する酵素は，ほとんどがMg^{2+}を必要とする。

酵素反応を阻害する物質を阻害剤という。阻害剤には，可逆的に作用するものと不可逆的に作用するものがある。可逆的に作用するものの阻害様式には，競合（拮抗）阻害や非競合阻害などがある*。

(5) 補酵素

補酵素はある種の酵素の活性中心となる補欠分子族である。そのような酵素では酵素タンパク質とともに複合タンパク質として酵素活性を発現する。この場合の酵素全体をホロ酵素といい，それから補酵素を取り除いたタンパク質部分をアポ酵素という。多くの補酵素はビタミンB群を構成成分として含んでいる。

*阻害剤が酵素に親和性を有し，基質と競合して結合するとき，競合阻害という。非競合阻害は阻害剤が酵素および酵素-基質複合体に結合する。その他に反競合阻害もある。実際の阻害反応は，これらが組み合わさったものも多い。

3-6-3 食品成分に作用する酵素

(1) 糖質に作用する酵素

(i) グルコースオキシダーゼ

グルコースを酸化する酵素の一種で以下の反応を触媒する。

$$\beta\text{-D-グルコース} + O_2 \longrightarrow \text{D-グルコース-}\delta\text{-ラクトン} + H_2O_2$$

食品中に含まれる微量のグルコースや酸素を除去し，防腐にも使われている。

(ii) α-グルコシダーゼ

α-アミラーゼ 　エンドα-グルコシダーゼの代表的酵素で，デンプンのα-1,4結合を加水分解し，デキストリン，マルトース，グルコースを生成する。動物，植物，微生物に広く分布しており，デンプンの糖化などに利用されている。

β-アミラーゼ 　デンプンの非還元性末端からα-1,4結合をマルトース単位で順次加水分解し，β-マルトースを生成する。大麦，小麦，豆類，サツマイモなどに多く含まれている。

グルコアミラーゼ 　デンプンの非還元性末端からα-1,4結合をグルコース単位で加水分解するほか，α-1,6結合も分解する。微生物中に見いだされており，アルコール発酵前の糖化酵素や，グルコースの製造などに利用されている。

枝切り酵素 　アミロペクチンやグリコーゲンのα-1,6結合を特異的に加水分解する。微生物や高等植物に見いだされている。

その他 　インベルターゼは，スクロースをグルコースとフルクトースに加水分解する酵素で，転化糖の製造に利用されている。ペクチナーゼ（ポリガラクツロナーゼ）はペクチン酸やペクチンのα-1,4

結合を加水分解する酵素であり，微生物，高等植物に存在し，果汁を清澄させる工程に用いられている。

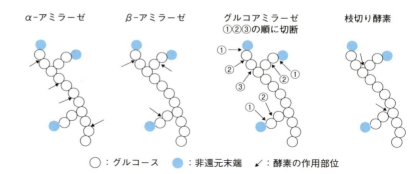

図3-12　α-グルコシダーゼの作用部位

(iii) β-グルコシダーゼ

セルラーゼ
ヘミセルラーゼ　セルラーゼはエンドβ-グルコシダーゼの代表でセルロースを加水分解する。カビやキノコに存在し，野菜の加工などに用いられている。ヘミセルラーゼはヘミセルロースを加水分解する。カビ，穀類に存在し，野菜の加工や果汁の清澄工程に利用されている。

ラクターゼ　ラクトースをグルコースとガラクトースに加水分解する。牛乳やアイスクリームの製造に利用されている。

配糖体に作用する酵素
（(4)-(iii)も参照）　ナリンギナーゼは，ナリンギンをナリンゲニンと糖に加水分解する。菌類に存在し，夏みかん果汁の苦味除去に利用されている。ヘスペリジナーゼは，ヘスペリジンをヘスペレチンと糖に加水分解する。菌類に存在し，ミカン缶詰の白濁防止に利用されている。

(iv) グルコースイソメラーゼ

グルコースを甘味度の高いフルクトースに変換（異性化）する。微生物由来の酵素で，異性化糖の製造に用いられている。

(v) シクロデキストリン合成酵素

シクロデキストリンとは，グルコースがα-1,4結合して環状となったオリゴ糖である。グルコース6，7，8個からなるものがよく知られており，それぞれα-，β-，γ-シクロデキストリンと呼ばれる。分子内に空隙をもち，内側は疎水性で，外側が親水性であることから，分子内部に疎水性の分子を取り込むことができる。

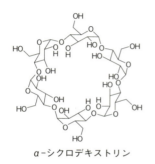

α-シクロデキストリン

シクロデキストリン合成酵素は，デンプンからシクロデキストリンを合成する酵素であるが，その他にグルコース転移作用をもつ。後者の活性を利用し，デンプンからグルコースをスクロースに転移したカップリ

ングシュガーの生産が行われている。

(2) 脂質に作用する酵素
(i) リパーゼ
トリアシルグリセロールのエステル結合を水解し，脂肪酸とグリセリンを生成する。動物，植物，微生物に広く分布している。食品加工においては，乳脂肪分解によるバターフレーバーの製造などに利用されている。また逆反応（脂肪酸エステル化反応）は，乳化剤としてのエステルの製造に利用される。さらにエステル交換反応による脂肪酸組成変換は脂質の改質（融点の変化など）に利用される。

(ii) リポキシゲナーゼ
リノール酸など，二重結合を2つ以上含む不飽和脂肪酸に作用し，脂肪酸ヒドロペルオキシドを生成する。ダイズなどのマメ科植物の種子，アスパラガス，ジャガイモなどに存在する。食品の変色や，香気生成に関与する。

(3) タンパク質に作用する酵素
(i) カテプシン
動物組織に存在するプロテアーゼで，カテプシン B, D, H, L は酸性側に至適 pH を持つエンドプロテアーゼである。これらはカルシウムによって活性化するカルパインとともに肉の熟成に関与する酵素群である。

(ii) パパイン
エンドプロテアーゼで，パパイアの乳液中に存在する。食肉の軟化，魚肉の可溶化，ビールの混濁防止に利用されている。

(4) 食品のフレーバーに関する酵素
(i) アリイナーゼ
ニンニク，タマネギ，ネギなどに存在し，S-アルキルシステインス

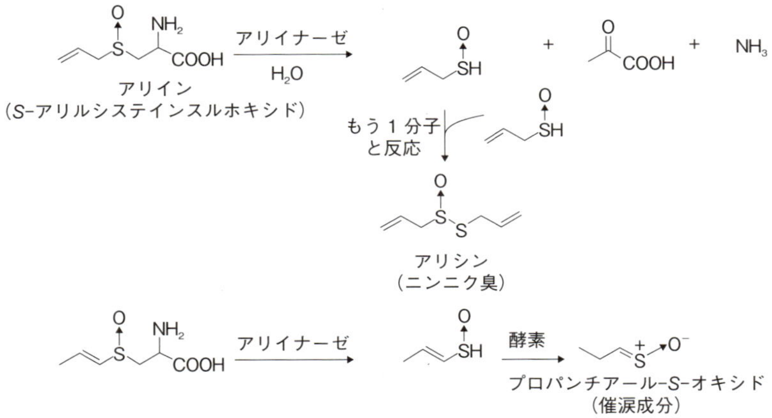

図3-13 アリイナーゼを介したニンニク臭の生成（a）およびタマネギ催涙成分の生成（b）

ルフィド（ニンニクの場合はアリイン）をアルキルスルフェン酸に変換する酵素である。アルキルスルフェン酸は特有の香気をもつアルキルチオスルフィネート（ニンニクの場合アリシン）へと容易に変換する。タマネギの1-プロペニルシステインスルフィドはアリイナーゼの反応を経て，催涙性のプロパンチアール-S-オキシドとなる。またアルキルチオスルフィネートはやはり特有の香気をもつジアルキルジスルフィドへと変換しうる（反応式A）。

反応式A

(ii) リアーゼ，アルコールデヒドロゲナーゼ

脂肪酸ヒドロペルオキシドに開裂酵素であるリアーゼが作用し，低分子量のアルデヒドが生成する。また，アルコールデヒドロゲナーゼによる還元や異性化酵素（イソメラーゼ）の作用によって，アルコール化合物や異性体が生成し，キュウリやお茶などの新鮮な緑の香りを呈する（3-1-1参照，図3-14）。

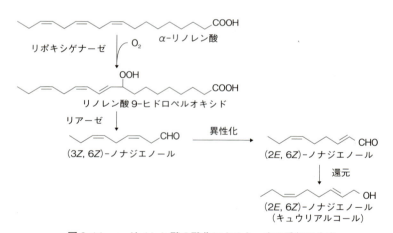

図3-14　α-リノレン酸の酸化によるキュウリ香気の生成

(iii) β-グルコシダーゼ

植物中には揮発性成分と糖が配糖体の形で存在していることが多い。グルコシダーゼが作用して配糖体の非糖部分（アグリコン）が生成し，香りを呈する場合がある。

ミロシナーゼ（チオグルコハイドロラーゼ）は，からし油配糖体（グルコシノレート）に作用してグルコースを除去する。生成物（アグリコン）はさらに転位反応を起こしてイソチオシアネートとなる。ワサビのアリルイソチオシアネートは香気とともに辛味をもつ。

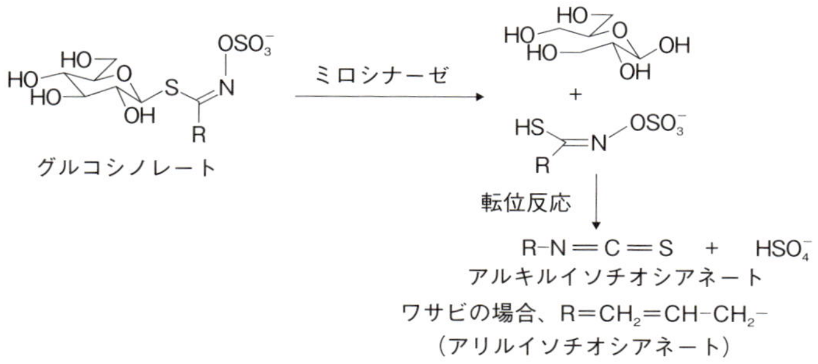

図3-15 ミロシナーゼによる香気成分の生成

3-6-4　酵素反応の制御と食品保存，酵素による変化

(1) 酵素作用の抑制

酵素作用を抑制するには，酵素を失活させるか，酵素作用の最適条件から大きくはずれさせる必要がある。酵素を失活させる方法としては高周波加熱や熱湯，蒸気によって短時間加熱する処理方法（ブランチング）がある。

食品における酵素活性を低下させるには，加工，貯蔵中の食品を低温下に保持すると良い。ただし，低温障害を起こすサツマイモなどには不適である。また，酸素の除去，不活性なガスの充填によって食品の貯蔵性を高めるCA貯蔵などが知られている。さらに乾燥や塩蔵などの貯蔵も酵素活性を抑制する。

(2) 酵素的褐変

ポリフェノールオキシダーゼはカテコールオキシダーゼ（catechol oxidase），チロシナーゼ（tyrosinase）などの酸化酵素の総称である。リンゴ中のポリフェノール類（クロロゲン酸，カテキンなど）はカテコールオキシダーゼにより酸化され，さらに酸化，重合して，褐色の着色物質を生成する。また，ジャガイモの褐変は，チロシナーゼによるDOPA（3,4-ジヒドロキシフェニルアラニン）の生成，さらに重合体のメラニン（melanin）という黒褐色の着色物質の生成による。果汁，乾燥野菜の褐変には，アスコルビン酸酸化酵素が関与している。これらについては3-7-4で詳述する。

(3) 酵素による脂質の変化

3-1-1で示したようにリポキシゲナーゼは穀類，豆類などの植物に多く存在し，リノール酸，リノレン酸，アラキドン酸などの不飽和脂肪酸やそれらを含むトリグリセリドを基質とする。それらの基質に共通な構造である「2つの二重結合にはさまれた活性メチレン基（シス-シス-1,4-ペンタジエン構造）」にリポキシゲナーゼが酸素存在下で作用し，特異的なヒドロペルオキシドを生成する。たとえば，大豆中のリノー

ル酸からはリポキシゲナーゼによって13-ヒドロペルオキシドが生成する。また，トウモロコシ胚芽のリポキシゲナーゼは9-ヒドロペルオキシドを生成する。これらのヒドロペルオキシドはさらに分解し，カルボニル化合物を生じる。ダイズの場合，豆臭の主成分の1つであるヘキサナールを生じる。リポキシゲナーゼは高度不飽和脂肪酸以外にも$β$-カロテンにも作用し，ビタミンAの分解や変色の原因になる。また製パンなどの小麦粉の漂白や風味の向上にもリポキシゲナーゼが利用されている。

(4) 酵素による呈味成分の変化

食肉を熟成すると遊離アミノ酸やペプチドの増加が呈味性向上に寄与しているが，これは熟成中に筋肉タンパク質がカテプシン群やカルパインの作用によって分解されてペプチドが生成するとともに，数種のアミノペプチダーゼによってアミノ酸にまで加水分解されることによる。

哺乳動物や魚介類の筋肉エネルギー源であるATPは，死後自己消化酵素（ATPアーゼ，ミオキナーゼ，AMPデアミナーゼ）によって次のように分解される。

$$ATP \rightarrow ADP \rightarrow AMP \rightarrow IMP(イノシン酸)$$

IMPはさらに以下のように酵素的に分解される。

$$HxR(イノシン) \rightarrow Hx(ヒポキサンチン) \rightarrow キサンチン \rightarrow 尿酸$$

ATPからIMPまでの分解は速く，蓄積されたIMPは徐々に分解してHxRからHxと分解する。IMPは呈味向上に寄与している。また，新鮮度の指標にK値*が用いられている。魚では貯蔵日数に従って直線的にK値が上昇する。40までは食用可能とされる。

$$*K値 = \frac{HxR + Hx}{ATP + ADP + AMP + IMP + HxR + Hx} \times 100$$

3-6-5 食品の生産と加工における酵素の利用

(1) 食品工業における酵素の利用

(i) プロテアーゼによるチーズの製造

キモシン（レンニン）はエンド型プロテアーゼでチーズ製造に用いられ，牛乳を凝固させる凝乳酵素とも呼ばれている。キモシンは$κ$-カゼインのN末端から105番目のフェニルアラニンと106番目のメチオニンのペプチド結合を加水分解し，パラ-$κ$-カゼイン（水不溶性）とマクロペプチド（水可溶性）を生成させる。子牛の第4胃に存在するが，最近では微生物由来のキモシンが用いられている。

(ii) 微生物による発酵

発酵食品には様々な微生物が利用されている。これは微生物が持つ解糖系関連酵素などの多くの酵素を利用して，食品の貯蔵性，嗜好性を高めるものである。たとえば，*S. cerevisiae*によるパンやビール，ワイ

ン，清酒の製造，*A. oryzae* などを用いたしょう油の製造，*Z. rouxii* を用いたみその製造などがあげられる。また，*A. xylinum* などを用いた酢の製造，*L. bulugaricus* などを用いたヨーグルトなど発酵乳の製造を含め，さまざまな発酵食品が製造されている。

その他，納豆の製造においては *B. natto* のγ-グルタミルトランスペプチダーゼ（γ-グルタミルトランスフェラーゼ）によって粘質物のγ-ポリグルタミン酸が生成されるとともに，*B. natto* のプロテアーゼやペプチダーゼによって風味が付与される。

(iii) 酵素を利用したその他の加工

アントシアナーゼ（色素のアントシアニンを，糖とアグリコンであるアントシアニジンとに加水分解する酵素）はモモ缶詰の脱色や，白ワイン製造時のブドウ果汁色素の脱色に用いられている。グルコースオキシダーゼの酸素除去作用は，缶，瓶詰の腐敗防止や変質防止などに用いられている。また，食品のオフフレーバーの発生防止に種々の酵素の利用が試みられている。たとえば，牛乳の酸化臭の発生防止にホスホリパーゼの利用が試みられている。

(2) 固定化酵素

一般的に酵素反応は酵素を水に溶解し，基質と反応させるが，生成物を溶液から分離することが困難である場合が多く，また酵素を再利用することが難しい。そこで，活性を維持したまま酵素を固定化させる技術が開発されている。これによって，酵素の回収や再利用，連続使用が可能となり，また酵素の不安定性が改善される場合もある。

固定化法としては担体結合法，包括法などがある（図3-16）。担体結合法には，架橋性試薬によって共有結合的に不溶性担体に結合させる方法，イオン結合による方法などがある。この場合，酵素タンパク質のうち活性の発現にできるだけ影響を与えない部分を選んで担体に結合させる必要がある。酵素が担体表面にあり，基質との接触が容易であること，酵素の構造変化が制限され熱安定性が増すなどの利点がある。一方で部分的な修飾により活性低下が起きる場合もある。包括法には，網目状の高分子ゲルの格子中に酵素を固定する方法（格子型），高分子の膜で酵素を包み込む方法（マイクロカプセル型）がある。包括法には単一の酵素のみならず，複数種の酵素や菌体，細胞にも応用でき，天然の状態を保持したまま固定化できるという利点がある。一方で高分子基質は作用を受けにくいなどの欠点もある。

例えば，先に述べたグルコアミラーゼはデンプンの糖化に，インベルターゼはスクロースからのグルコースとフルクトースの産生に，ペプシンはヘモグロビンの加水分解に，パパインはカゼインの加水分解に，グ

ルコースイソメラーゼはグルコースの異性化糖であるフルクトースの製造に，それぞれ固定化酵素として用いられている。また，アミノアシラーゼはL-アミノ酸の製造に，AMP-デアミナーゼはイノシン酸の製造に，ラクターゼは牛乳中のラクトースからグルコースとガラクトースへの加水分解に用いられている。

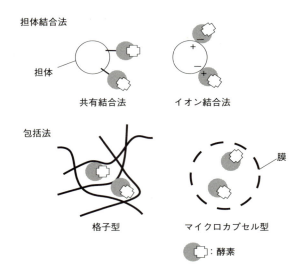

図3-16　固定化酵素

3-7　褐変反応

3-7-1　非酵素的褐変

食品は，加工，貯蔵，調理などによって褐色に着色することが多い。これを一般に褐変と呼んでいる。褐変には，酵素の関与しない褐変（非酵素的褐変，non-enzymatic browning）と酵素の関与するもの（酵素的褐変，enzymatic browning）とに大別できる。

(1) 褐変に関与する化合物

アミノ化合物　多くの食品に含まれているアミノ酸，ペプチド，タンパク質や魚貝類などに含まれているアミン類，核酸関連化合物などのアミノ化合物はすべて非酵素的褐変に関与している。

カルボニル化合物　アルドースやケトースなどの還元糖，脂質の自動酸化などで生じるアルデヒド類やケトン類，アスコルビン酸などのレダクトン類，植物体に存在するポリフェノール類などが関与している。

(2) カラメル化反応（caramelization）

糖類を融点以上に加熱すると，カラメル（caramel）と呼ばれる褐色物質が生成する。みそ，しょう油，パン，ビスケットの褐変の一因とな

る反応である。糖類としてはフルクトースやグルコースを用いる場合が多い。この反応は酸素がなくても進行する（3-7-2参照）。

(3) 還元糖とアミノ化合物の反応（メイラード反応）

アミノ酸，ペプチドやタンパク質と還元糖が反応してメラノイジン（melanoidin）とよばれる褐色の物質が生成する。この反応は，1912年Maillardが発見したことからメイラード反応（マイヤー反応，マヤール反応）とよばれている。またアミノ基とカルボニル基の間の反応であることから，アミノカルボニル反応とも呼ばれる。

メイラード反応はアマドリ転移生成物までの前期段階とそれ以降の後期段階からなる（図3-17）。初期段階のイミンのpK_aは5〜7であり，中

図3-17 アミノカルボニル反応

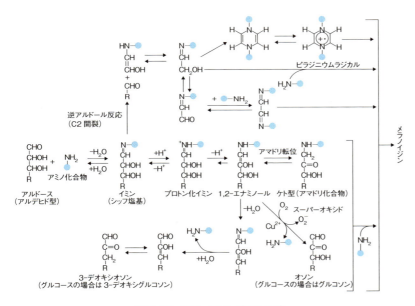

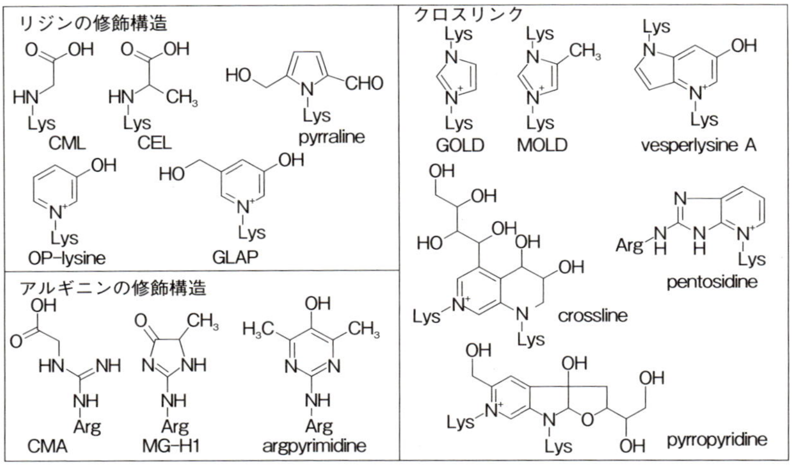

図3-18 さまざまなAGE構造

性付近では容易にプロトン化される。プロトン化されたイミンはさらに1,2-エナミノールを経て，安定なアマドリ転位生成物を生成すると同時に，中間体のオソンや3-デオキシオソンを生じる。これら以外にも別経路で1-デオキシオソンなどのα-ジカルボニル化合物が生成する。これらのα-ジカルボニル化合物は反応性が高いため，アミノ化合物と反応する後期段階へと進む。この後期段階は極めて複雑な反応形態をとっており，不明の点が多い。また，オソンの生成にともなって酸素が還元され，活性酸素種の1つのスーパーオキシドが生成する。

メイラード反応により最終的に生成する褐色の物質をメラノイジンと呼ぶ。メラノイジンは特定の構造をもたない含窒素化合物であり，その構成単位としてはピロロピロール環などさまざまな構造が提案されているが，詳細は明らかになっていない。

タンパク質とカルボニル化合物の間でおきるメイラード反応（これをとくにグリケーションとよぶ）の後期段階では，タンパク質の側鎖，とくにリジンやアルギニンの側鎖に複雑な構造が生じる。これらはグリケーション後期段階生成物（advanced glycation end product；AGE）と呼ばれる（図3-18）。AGEとはきわめて多様な構造の総称であり，まだ未解明の構造も多いと考えられる。また2つのアミノ酸側鎖を架橋したAGE構造（クロスリンク）も知られている。

メイラード反応はみそ，しょう油の褐変の主要な反応の1つである。また乳製品の褐変（乳糖とタンパク質の反応が主体），パン，ビスケット，果汁，乾燥果実などの褐変もメイラード反応によるところが大きい。

(4) 非酵素的褐変に影響する諸因子

褐変は，還元糖やアミノ化合物の種類，反応温度，時間，pH，水分活性，酸素の有無，金属など，種々の因子により影響を受ける。還元糖の場合，褐変の速度は，水溶液中における開環型のカルボニル基の存在割合によると考えられている。したがってアルドースのなかでは，一般的にペントースの方がヘキソースより褐変しやすい。また，アルドースはケトースに比べて褐変しやすいが，フルクトースの場合は別で，pHの低いときには，グルコースより褐変速度が速い。低分子のグリセルアルデヒドやグリコールアルデヒドなどは，非常に褐変化しやすい。

褐変に対するpHの影響は大きい。一般的に酸性領域で褐変速度は遅いが，中性からアルカリ性になるにしたがって速くなる。中性からアルカリ性では，図3-18の反応様式以外に糖の開裂が起こり，ラジカル化合物や炭素鎖の短いカルボニルの生成を経由し，メラノイジンが蓄積する。

非酵素的褐変は，室温でも起きる。これは，生体内でも還元糖とタンパク質の間でアミノカルボニル反応が進行する可能性を示している。事実，生体内の多くのタンパク質は，非酵素的に糖による修飾化（糖化）を受けており，糖尿病や老化の進行にしたがい糖化の程度が増大していることが証明されている。反応温度が10℃上昇すれば3～5倍反応速度が速くなる。

　水分の影響も著しく，水分活性が高い場合（0.8以上）と低い場合（0.4以下）に褐変化は遅く，中間の水分活性では速い。鉄や銅イオンの存在は，褐変を促進させる。

(5) 酸化による着色

　アスコルビン酸は酸素存在下で容易に褐変するが，この反応は果実，乾燥野菜の褐変に寄与している。アスコルビン酸は酸化されると酸化型アスコルビン酸（デヒドロアスコルビン酸）となり，2,3-ジケトグロン酸に酸化される（図3-19）。さらに酸化が進むと分解が進み，その過程で着色物質が生成する。この反応系にアミノ化合物が存在すると，褐変がより促進される。

　油が酸化するときにみられる褐変は，脂質の自動酸化より生じる不飽和アルデヒドが酸化重合することによりおきる。また味噌，醤油の褐変は，ポリフェノールの自動酸化も一因となっている。

　筋肉タンパク質の1つであるミオグロビンが空気中の酸素により酸化されるとメトミオグロビンに変化し，褐色化する。この褐変は鉄，銅などの金属イオンやアミノ酸などのアミノ化合物によって促進される。

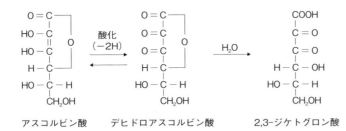

アスコルビン酸　　デヒドロアスコルビン酸　　2,3-ジケトグロン酸

図3-19　アスコルビン酸の酸化

(6) 金属との結合による着色

　茶のタンニンと鉄が結合すると，黒色のタンニン鉄を生じる。

3-7-2　褐変に伴って起こる諸現象

(1) 加熱香気

　食品を加熱すると，加熱前に本来有している香気のほかに新たに食品成分の相互作用によって香気成分が生成する。後者の加熱香気の形成

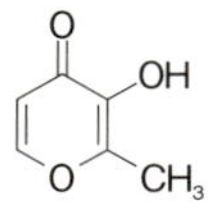

マルトール

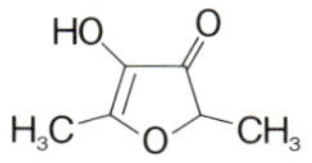

4-ヒドロキシ-2,5-ジメチル-3(2H)-フラノン

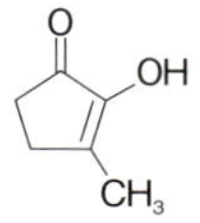

シクロテン

図 3-20

に関与する食品成分はさまざまであるが、最も重要なものとして知られているのがメイラード反応にかかわる還元糖とアミノ酸やペプチドである。アミノ酸と還元糖を加熱すると好ましい香りが生成する。

カラメルの甘い香りは、マルトール、シクロテン、4-ヒドロキシ-2,5-ジメチル-3(2H)-フラノンなどがグルコースから生成するためと考えられている。

表3-1, 3-2に示すように、還元糖よりもアミノ酸の種類によって香りは著しく異なり、また加熱温度や加熱時間によっても香りは異なってくる。これらの匂いが生成するのは、メイラード反応やストレッカー分解が重要である。メイラード反応で生じる中間体のα-ジカルボニル化合物や不飽和カルボニル化合物の反応性が高く、これら自身の環化反応が起きるとともに、さらなるアミノ化合物との反応によりヘテロ環の形成が起きるためである。

表3-1 各種アミノ酸とグルコースの加熱により生成する香気

アミノ酸	香り	
	180℃加熱	100℃加熱
グリシン	カラメル様	
アラニン	カラメル様	
バリン	刺激性の強いチョコレート様	ライ麦パン様
ロイシン	焼いたチーズ様	甘いチョコレート様
イソロイシン	焼いたチーズ様	
フェニルアラニン	スミレの花様	甘い花様
チロシン	カラメル様	
メチオニン	ジャガイモ様	ジャガイモ様
ヒスチジン	トウモロコシパン様	
スレオニン	焦げ臭	チョコレート様
アスパラギン酸	カラメル様	氷砂糖様
グルタミン酸	バターボール様	チョコレート様
アルギニン	焦げた砂糖様	ポップコーン様
リジン	パン様	
プロリン	パン屋様	焦げたタンパク質様

(倉田,藤巻:化学と生物,19, 85 (1971) より)

表3-2 プロリン-グルコース系反応によって生成する香気

反応時間	反応温度(℃)	香り
1〜5分	200	ケーキ様
5〜8分	200	パン、カステラ様
9分以降	200	刺激臭

ストレッカー分解とは、α-アミノ酸がα-ジカルボニル化合物と反応することにより、炭素数の1つ少ないアルデヒドとなる反応である（図3-21）。これらアルデヒド類は特有の香気を有するものが多い。またアミノ基が転移することにより生成したエナミノール類は2分子縮合してピラジンなどを生成する（図3-22）。ピラジン類は一般的に好ましい焙焼香気を与える。

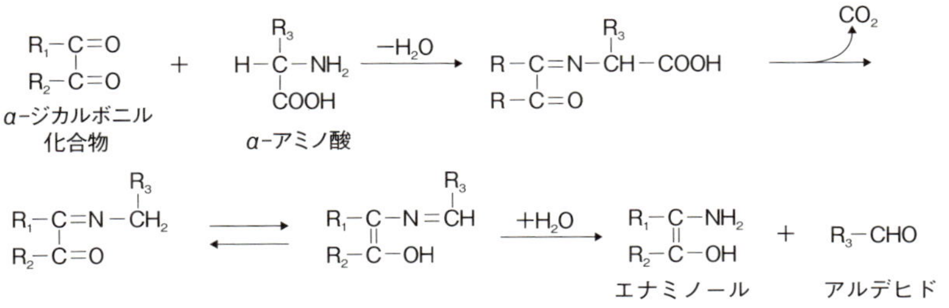

図3-21 ストレッカー分解

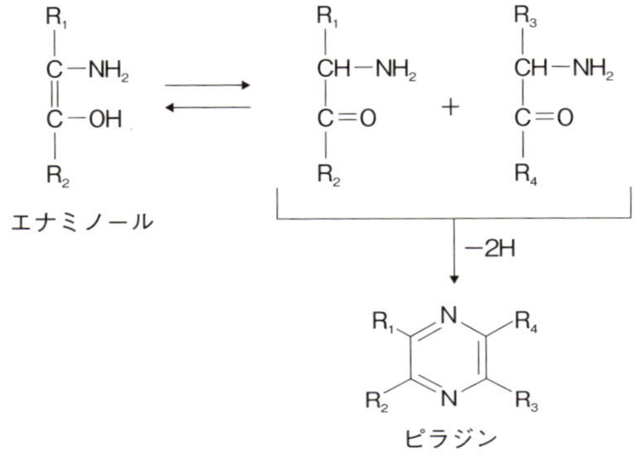

図3-22 ピラジン類の生成

牛肉を焼いたときに生成する香気成分として，各種のカルボニル化合物，アルコール類，フラン類，有機酸類，エステル類，ラクトン類，アミノ化合物，ピロール類，ピラジン類，含硫化合物など200種類以上の揮発性物質が知られている。同様にコーヒーの香気成分も数百種類にも及んでいる。このように加熱香気は多くの揮発性物質から成り立っていて，単一の化合物で元の香りを再現することはできない。

(2) 栄養生理的影響

メイラード反応の結果，リジンなどの必須アミノ酸の損傷，タンパク質の架橋形成に伴うプロテアーゼ作用の低下，毒性物質の生成，さらには毒性物質抑制活性のある物質の生成などがおきることが知られている。タンパク質と還元糖の反応では，リジン，アルギニン，トリプトファン，メチオニン残基が損傷を受け，そのため栄養価の低下が認められる。またこのような損傷を受けたタンパク質の消化性も低下する。リジン残基がグルコースによって修飾されると，アマドリ化合物（デオキシフラクトースリジン）が生成するが，この大部分は腸内細菌によって分解され，糞中に，あるいは吸収されたのち尿中に排泄されるとされる。また一部は，デオキシフラクトースリジンとしてそのまま吸収され，尿中に排泄される。メイラード反応で生成する低分子化合物のなかには，突然変異原性をもつものもあるが，その活性は弱いとされており，発が

*Trp-P-1：3-amino-1,4-dimethyl-
  5H-pyrido[4,3-b]indole
 Glu-P-1：2-amino-6-
  methyldipyrido[1,2-a:3',2'-d]
  imidazole
 IQ：2-amino-3-methylimidazo
  [4,5-f]quinoline
 MeIQx：2-amino-3,8-dimethyl-
  imidazo[4,5-f]quinoxaline
 PhIP：2-amino-1-methyl-phenyl-
  imidazo[4,5-b]-pyridine

ん性については，現在のところ知られていない。また，メラノイジンを含む高分子化合物には変異原性は認められていない。例外として，トリプトファンとグルコースから作製されたメラノイジンに微弱な変異原性が認められている。一方，タンパク質やアミノ酸を高温に加熱するとTrp-P1, Glu-P1, IQ, MeIQx, PhIP*など，強い変異原物質（ヘテロサイクリックアミン類）が生成する（図3-23）。これらは高温で加熱した焼肉や焼き魚，タバコの煙に存在することが報告されている。一方，メラノイジンはこれらの変異原性を抑制することが明らかとなっている。

最近，ポテトチップスなどの製造過程において，加熱されることによりアスパラギンのメイラード反応がおき，発がん性をもつアクリルアミド（$CH_2=CHCONH_2$）が生じることが報告されている（図3-24）。

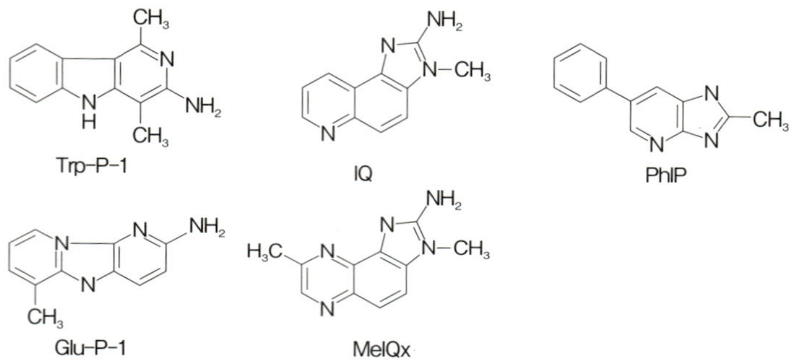

図3-23　ヘテロサイクリックアミン類

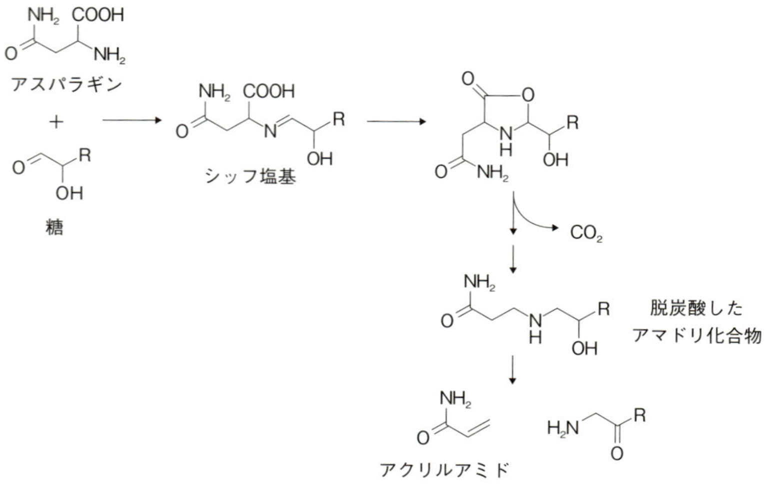

図3-24　アスパラギンのメイラード反応による
　　　　アクリルアミドの生成
（*J. Agric. Food Chem.*, 51, 1753, 2003）

（3）メイラード反応生成物の食品機能

メイラード反応により最終的に生成する褐色物質メラノイジンはしょ

う油，みそなどの発酵食品，パンやクッキーなどの焙焼食品やコーヒー，佃煮など広範な食品に含まれており，上で述べたヘテロサイクリックアミンに対する脱変異原作用や，還元作用，金属キレート作用，活性酸素消去作用などに基づく強い抗酸化作用，食物繊維様作用などを有するとされている。また最近の研究から，メイラード反応により呈味性成分が生成することが明らかとなってきた。例えばクレアチンとメチルグリオキサールが反応したイミダゾロン化合物，還元糖とアミノ酸系で生成するアラピリダイン（alapyridaine）などが報告されている。アラピリダイン自身は無味な物質であるが，旨味や塩味を増強する作用をもつ。

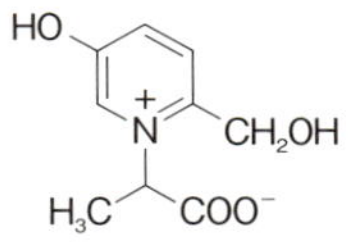

アラピリダイン

図 3-25

3-7-3 褐変の利用と防止

非酵素的褐変には，あらゆる食品成分が関与しており，褐変を利用または防止するためには，食品の素材を考慮しなければならない。褐変を有効に利用したものとして，水産練り製品やコーヒー，ケーキなどの嗜好品のように，食品の色，フレーバーに好ましさを与える例が挙げられる。褐変物質は，抗酸化能を有することが知られており，ポテトチップス製造時に脂質酸化防止ためにアミノカルボニル反応が利用されている。

褐変速度を減少させるためには，一般的に水分活性を 0.4 以下にする，温度を 10°以下にする，pH を 5 以下とするなどの環境条件の制御，共存金属イオンの除去などが有効である。また化学的方法も有効な場合がある。たとえば亜硫酸塩を添加することにより，アミノカルボニル反応の反応種であるカルボニル基と付加物が形成され，反応速度が減少する。

3-7-4 酵素的褐変

(1) ポリフェノールオキシダーゼ（polyphenol oxidase）による褐変

ポリフェノールを酸化する酵素にはポリフェノールオキシダーゼとパーオキシダーゼがある。ポリフェノールオキシダーゼとはカテコールオキシダーゼ（カテコラーゼ），ラッカーゼ，チロシナーゼなどの酸化酵素の総称である。チロシナーゼはさらにオキシゲナーゼ（モノフェノールをジフェノールに酸化する酵素）やオキシダーゼ（ジフェノールなどのポリフェノールをキノンに酸化する酵素）などを含む酵素の混合物である。

リンゴなどが褐変するのは，リンゴ中のポリフェノール類（クロロゲン酸，カテキンなど）がカテコールオキシダーゼによって酸化され，キ

ノン類に変化し，さらにキノン類が酸化，重合して，褐色の着色物質を生成することによる（図3-26）。

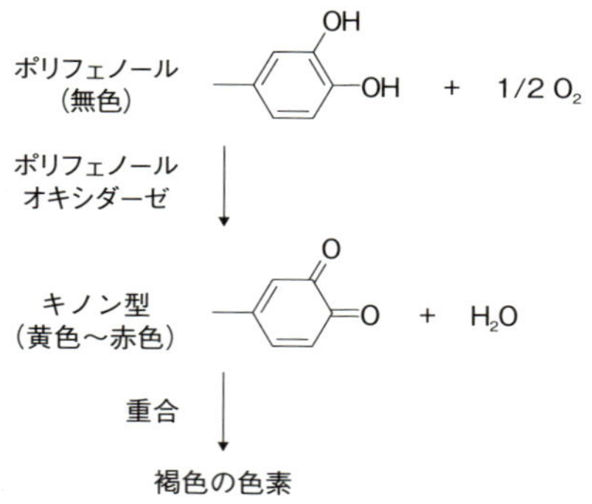

```
ポリフェノール     ―OH
（無色）     ―⟨ ⟩―OH   + 1/2 O₂
              │
ポリフェノール   ↓
オキシダーゼ

キノン型         =O
（黄色～赤色）  ―⟨ ⟩=O   + H₂O
              │
             ↓ 重合

          褐色の色素
```

図3-26　ポリフェノールオキシダーゼによる酵素的褐変

また，ジャガイモにはチロシンが多く含まれ，これがチロシナーゼにより，DOPA（3,4-ジヒドロキシフェニルアラニン）となる。DOPAはさらに重合してメラニンという黒褐色の物質となる（図3-27）。

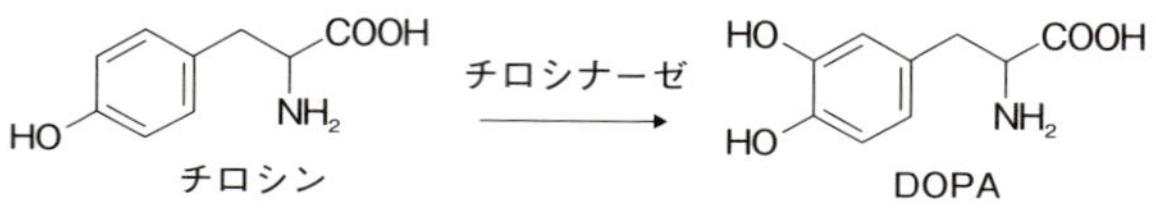

図3-27　チロシナーゼによるDOPAの生成

レタスなどの葉を切ったもの，いわゆるカット野菜においては徐々に褐色化がおきる。もともとのレタスに存在するポリフェノールは微量であるが，葉が傷つけられたことによってポリフェノールの生合成が亢進し，褐色化の原因となる。

ポリフェノールオキシダーゼの基質とそれを含む食品を表3-3に示した。

紅茶製造においてはポリフェノールオキシダーゼを積極的に利用している。茶生葉を発酵させることによって，カテキン類を酵素的酸化させ，紅茶の紅色を決定づけるテアフラビンを生じさせる。

表3-3　ポリフェノールオキシダーゼの基質とそれを含む食品

基　質	食　品
クロロゲン酸	コーヒ豆，カカオ豆，リンゴ，モモ，ナシ，ナス，トマト，サツマイモ，ジャガイモ，キノコ，ゴボウなど
カテキン類	茶，カカオ豆，リンゴ，モモ，ナシ，イチゴ，レンコン，ヤマイモなど
ロイコアントシアニン	モモ，リンゴ，レンコン，ブドウ，バナナ，柿など
カフェ酸	サツマイモ，カカオ豆，ブドウなど
チロシン	ジャガイモ，ビート，キノコなど

(2) その他の酵素的褐変

果汁,乾燥野菜の褐変には,アスコルビン酸をデヒドロアスコルビン酸に酸化するアスコルビン酸酸化酵素が関与している。デヒドロアスコルビン酸はそれ自身またはアミノ化合物などと非酵素的に反応し,褐変する(3-7-1(5)参照)。

豆類,穀類においてはリパーゼ,リポキシゲナーゼが作用すると,リノール酸やリノレン酸などの酸化によって,カルボニル化合物が生成し,縮合やアミノ化合物との反応の結果,褐変する。

(3) 酵素的褐変の防止

これら酵素的褐変には,酸素,酸化酵素,基質の3者の存在が必要であるから,褐変を防止するには,そのうち1つでも除去するか,酵素を阻害すれば良い。実用上有効なのは,前述したように加熱処理,いわゆるブランチングである。たとえば,果実や野菜の加工中に蒸煮加熱し,酵素を不活性化させることで褐変を防止できる。また,ポリフェノールオキシダーゼの阻害剤として,SO_2,亜硫酸塩,食塩などが利用されている。ワインの褐変防止には亜硫酸が用いられる。ジャガイモの場合には,細切にして水に浸すことで褐変を防止できる。これはポリフェノールオキシダーゼが溶出されるためである。ポリフェノールオキシダーゼの至適pHは6～7なので,クエン酸などの有機酸やアスコルビン酸でpHを3以下にすることによって作用を抑える方法もある。そのほかアスコルビン酸のような還元剤を添加することでポリフェノールをキノン型からフェノール型に還元し,褐変反応を遅らせる方法もある。

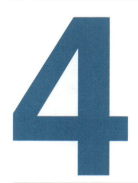

4 食品の貯蔵

4-1 原　　理

　食品の貯蔵とは，食品を変質，腐敗させることなくそれぞれの食品が本来もっている品質を保ち，ある期間保存することである。しかし，食品は生物そのもの，あるいは生物の生産物であるから，当然ながら種々の原因で品質の劣化が起き，そのままの状態で長期の保存に耐えられる食品は少ない。その原因のなかで最も大きいものは，微生物による腐敗である。しかし一方では，微生物を最大限に利用した発酵や醸造もあり，いちがいに微生物による変化が食品の品質を劣化させるとは限らない。第2の原因としては，微生物以外の小動物や昆虫などの生物による食品の変化である。第3として，食品自身が持つ生物的活性による変化である。たとえば，青果物のように呼吸阻害によると考えられる生理障害のため品質低下が起こる場合である。第4として，食品に対する物理的，化学的変化である。これは，酸素や電磁波（紫外線や可視光線など）による食品成分の酸化や分解，食品の貯蔵中における褐変，食品中の酵素による変質などがあげられる。

　したがって，食品を貯蔵するにはこれらの要因を防御すれば良い。微生物による食品の変質を防止するには，殺菌あるいは生育の阻害を行えば良い。昆虫などによる被害はとくに穀物の貯蔵の場合に深刻であるが，倉庫の温度管理などの環境整備や殺菌によって防ぐことができる。第3の生物的活性による変化に対しては温度，酸素，二酸化炭素などの環境条件の整備などによって，ある程度は防止することができる。第4の食品成分の変化については，第3章で述べた。以下食品の貯蔵方法について述べる。

4-2 物理的方法

4-2-1 乾　　燥

　貯蔵中の生物的および化学的変質は水分活性との関係で理解できる。図4-1にその関係を示した。図にみられるように，微生物の生育と水分活性の関係から多くのグラム陰性細菌は水分活性が高くないと増殖できないことがわかる。しかし，酵母，カビはかなり低い水分活性の条件でも増殖できる。とくに胞子は乾燥によってはなかなか死滅しない。

　食品中の水分の一部は糖，アミノ酸，タンパク質などの極性が強い分子によって強く束縛されている。このような水分を結合水というが，この結合水を微生物は利用できない。水分含量が15％前後の穀物よりも水分20～30％のジャムのほうが，浸透圧に強いカビによる変敗を受けにくいのは，スクロースを多く含むジャムでは結合水の含量が高いためである。

　乾燥法には自然乾燥と人工乾燥とがあるが，両者とも加熱，送風，減圧などで水分を除去する方法である。自然乾燥法は常温，常圧で天日乾燥する方法で，干魚や凍りどうふなどの乾燥に用いられる。人工乾燥法には常圧，加圧および減圧による乾燥法がある。常圧乾燥法には，野菜や果実の乾燥に用いられる熱風乾燥，果汁や粉乳に用いられる噴霧乾燥，マッシュポテトフレークなどに用いられる被膜（ドラム）乾燥，果汁などに用いられる泡末乾燥などがある。またコーン菓子に用いられるように，加圧加熱状態から常圧にもどす加圧乾燥もある。減圧乾燥には，コーヒーなどに用いられる真空乾燥，真空凍結乾燥などの方法がある。野菜類の凍結乾燥では，乾燥に先だってブランチングが行われる。

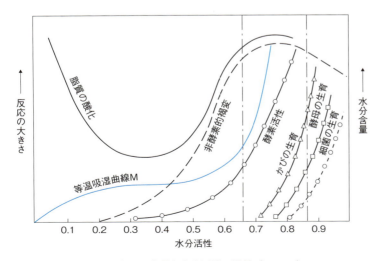

図4-1　食品の変質と水分活性の関係（Labuza）

たとえば，アスパラガスでは熱湯中2〜4分，グリンピースでは熱湯中60〜90秒加熱処理の後凍結乾燥される。

図4-2に種々の乾燥法を示した。

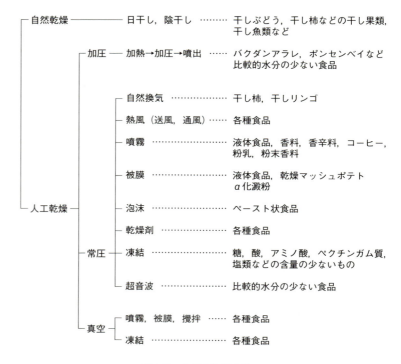

図4-2　食品の乾燥方法

4-2-2　低温貯蔵

食品を低温で貯蔵することにより，食品素材である生体内における酵素的および非酵素的反応や微生物の繁殖が抑制され，食品の品質の低下を防ぐことができる。しかし，野菜や果実のなかには低温障害を起こすものもある。とくにバナナ，サツマイモ，キュウリなどの青果物は低温において呼吸阻害が起きる。これによって生理障害を生じ，品質の低下や腐敗を生じるので注意が必要となる。また，−7℃以下では細菌は生育しないが，カビは−20℃までは生育する可能性があり，食品の腐敗については十分な知識が必要である。最近では，コールドチェーンなどの技術的進歩にともない低温貯蔵法が食品の貯蔵法の主流になりつつある。コールドチェーンとは，食料品を生産者から，消費者の手元まで常に低温状態で輸送される経路をいう。この流通経路にはさまざまの低温輸送施設が必要となる。食品を生産者から出荷する際の予冷，冷蔵および冷凍施設，中継地の冷蔵倉庫，消費地の荷受および配送の冷蔵施設，流通冷蔵倉庫，小売店の冷蔵ショーケース，家庭の冷蔵および冷凍庫な

どである。対象にされる食品は，肉，乳，卵，魚，野菜などの生鮮食料品やそれらの加工品ならびに冷凍食品である。

低温貯蔵法のなかで，食品を凍結温度以上で貯蔵するのが冷蔵（cooling storage）であり，そのうち，$-5 \sim 5$℃の氷温付近で食品を冷蔵する方法をとくに氷温貯蔵（chilling storage）という。これらに対して，凍結温度以下で貯蔵する方法を冷凍貯蔵あるいは凍結貯蔵（frozen storage）という。冷蔵は氷冷却，ドライアイス法などや冷凍機により行われる。玄米の貯蔵で最も問題になるのは，コクゾウという昆虫による被害であるが，コクゾウは15℃以下ではほとんど繁殖しないので，夏期には倉庫を冷房して15℃以下にすればよい。また，品質も新米に近い状態で保たれる。またジャガイモの貯蔵の最適温度は1〜3℃であり，一般的には0〜8℃で貯蔵される。この温度範囲では比較的芽が出にくく，呼吸も少ないので新鮮度が保持される。

図4-3に示したように，食品をゆるやかに凍結させる場合，-1℃前後で氷結晶ができはじめる。この食品の水分の大部分が氷結する温度範囲すなわち，最大氷結晶生成帯は$-1 \sim -5$℃の温度範囲をいうが，この温度範囲では，氷結の潜熱のために温度の低下曲線はゆるやかである。最大氷結晶生成帯をゆるやかに通過させると食品素材の細胞外に大きな氷結晶が生成し，解凍後の食品の品質に悪影響を与える。そこで，この最大氷結晶生成帯をすみやかに通過させる急速凍結が用いられる。この方法では，氷結晶が微細に分散するため，品質の損傷はほとんどない。

凍結法には，空気凍結，エアーブラスト凍結（送風凍結），コンタクト凍結（接触凍結），ブライン凍結（浸漬凍結）や液体窒素凍結などがある。

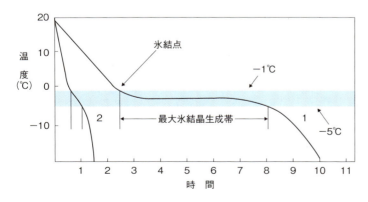

図4-3　食品の凍結曲線

4-2-3　加熱，電磁波，高圧，キュアリング貯蔵

これらの貯蔵法は主として微生物の滅菌や殺菌が目的で行われる方法である。

(1) 加　熱

微生物は60℃，30分で死滅するが，胞子を形成する細菌（*Bacillus* 属や *Clostridium* 属）の胞子は耐熱性が高く，100℃，30分—数時間の加熱でも完全には死滅しない。たとえばボツリヌス菌（*Clostridium botulinum*，産生する毒素によってA-Eの7型に分類されている）を死滅させるには，A，B型の場合120℃，20分程度の加熱が必要である。日本でのボツリヌス中毒のほとんどはE型によるもので，これは芽胞が熱に弱いため100℃，5分で死滅する。カビ毒（マイコトキシン）による食中毒も多い。図4-4にカビの生育と温度について示した。

100℃以下の温度で加熱する低温加熱殺菌法が用いられる食品としてはジュース，清酒，ビール（lager beer），牛乳，ハムなどがある。

100℃以上の高温で加熱する高温滅菌法には熱媒体に水蒸気を用いる湿熱法と高温の空気を用いる乾熱法がある。加熱によりビタミンB_1などのビタミンの損失をまねくことがあるので高温短時間加熱法（high temperature short time method, HTST法）や超高温瞬間加熱法（ultra high temperature heating method, UHT法）などの瞬間殺菌が行われる。UHT法は殺菌の場合120〜135℃，2秒，滅菌の場合135〜150℃，0.5〜1.5秒の加熱条件で行う。牛乳や果汁の殺菌や滅菌に用いられるが，とくに牛乳の場合UHT法で紙製容器に充填されており，長期保存牛乳（long life milk, LL牛乳）として市販されている。

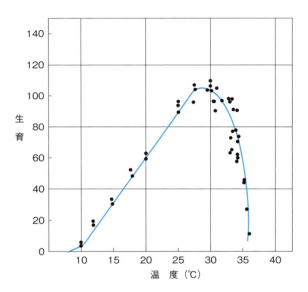

図4-4　カビの生育と温度

低温貯蔵の項で述べたように，加熱調理して食べることのできる野菜類の貯蔵法として，加熱処理（ブランチング）を行って，酵素を失活させるとともに組織を柔軟にした後に凍結貯蔵する方法がある。この方法で貯蔵すると，鮮度が良く保たれ，品質の良い製品が得られる。ブランチングには酵素の不活性化が主な目的であるが，組織の柔軟化，アクやロウ物質の除去などの効果もある。

(2) 電磁波（とくに放射線）

食品の加工，貯蔵を目的に放射線処理を行う技術を食品照射という。微生物の死滅のほかに酵素の不活性化，害虫の死滅，食物の発芽防止などの目的に使われている。照射は病原性微生物の大部分を少量の線量で死滅させられるほか，処理による温度上昇がきわめて少ないという利点がある。

2002年現在，53の国・地域で食品照射が許可されている。このうち，最も適用例が多いのは香辛料である。香辛料を高圧蒸気殺菌すると，香り成分の低減，色調の変化といった問題が生じるためである。そのほか，サルモネラ菌，病原性大腸菌などによる食中毒防止を目的とした肉類への照射が実用化されている。日本ではジャガイモにのみ認められており，1974年から発芽防止を目的とした照射が実用化されている。

食品照射に使用できる放射線としてCodex規格[*1]で認められているのは，^{60}Coと^{137}Ceのγ線，500万エレクトロンボルト（5MeV）以下の機械線源で発生させたX線および10MeV以下の電子線である。

[*1] 国連食糧農業機関（FAO）と世界保健機関（WHO）による国際的な食品規格

最近，赤外線（近赤外線，赤外線，遠赤外線），マイクロ波による食品の効率的な加工貯蔵技術への応用が研究されている。たとえば，赤外線による茶葉，野菜，魚の乾燥の効率化や品質保持などや，マイクロ波による穀類の害虫死滅や果実類のプラスチック缶詰への効果などが検討されている。

(3) 高 圧

食品の加工貯蔵への応用として，高圧処理が行われるようになった。1000～10000気圧（1気圧は0.1MPa）の加圧処理により，微生物の殺菌が期待される。加熱処理と比較して，風味や栄養成分の劣化の抑制，発酵食品や生鮮食品の品質保持などの利点があげられ，また食品をムラなく均一に処理できる。ジュース，肉，魚介類，野菜などの高圧加工食品が開発されている。

(4) キュアリング（curing）

サツマイモは低温障害をうけるため，13～15℃で貯蔵されるが，この温度では微生物の繁殖を防ぐことができない。また収穫時点では表皮が薄く，傷つきやすいため，傷口から汚染や腐敗が生じる。この傷を治す

ことを目的とし，32〜35℃，湿度90％以上の高温多湿条件で3〜5日貯蔵するキュアリング処理が行われている。これにより傷口周辺のコルク層が発達し，微生物や低温に対する抵抗性が高まる。ハム，ベーコン，ソーセージの製造で適度に熟成させることもキュアリングといい，広い意味では食品を貯蔵する際の熟成工程をさす。

4-3 化学的方法

4-3-1 塩蔵，糖蔵，酢漬

(1) 塩 蔵 (salting)

塩蔵は肉，魚などの貯蔵法として古くから用いられている。塩としては食塩が一般的に用いられる。食塩濃度を高めると食品に対する浸透圧が高くなり，水分活性は逆に低くなるので微生物の生育を抑制することができる。それ以外にも食塩は食品中の溶存酸素の溶解度を減少させることで好気性菌の生育を抑制し，塩素イオンにより防腐作用や酵素阻害作用を発揮すると考えられている。方法としては，食品を食塩水に浸漬する立塩法と，食品に直接食塩をふりかける撒塩法がある。一般的には食塩耐性が強い順に，カビ，酵母，細菌であることが知られている。しかし，多くの赤色細菌，*Zygosaccharomyces* などの酵母，グラム陽性の球菌などのように，好塩菌（*Halophilis*）とよばれ20％以上の食塩濃度でも生育するものもあるので注意が必要である。漬物においては，食塩によって壊れた細胞からの種々の酵素がデンプンやタンパク質などに作用し，糖やペプチド，アミノ酸などが生成することによって呈味性が向上するといわれている。

(2) 糖 蔵 (Sugaring)

糖液の浸透圧の増大と水分活性の低下を利用して微生物の繁殖を抑制する貯蔵法である。糖としては，分子量が小さく，水に対する溶解度の高いものが望ましい。ショ糖（砂糖，sucrose, saccharose）が多く用いられるが，転化糖やブドウ糖（グルコース，glucose）のほうが防腐効果は高い。ショ糖は水分と結合し，食品の水分活性を低下させる作用により防腐効果を有する。またα-デンプンの老化を遅らせて水分の蒸散を防止する作用を持っている。酵母やカビの中には67％のショ糖濃度でも生育するものもある。ジャムは，ショ糖と果実中に存在する有機酸，および加工時の加熱によって貯蔵が可能となる。ジャムの糖濃度（糖度）は65〜70％とされているが，最近35〜50％の低糖ジャムが製品化されている。

(3) 酢　漬 (pickling)

　細菌はpH 7付近，酵母はpH 5付近，カビはpH 4付近でよく生育する。酢漬はpH 3以下になるため細菌の生育が抑制される（図4-5）。しかし，酢酸菌は細菌であるにもかかわらず酸性においても生育することができる。微生物に対する抑制効果は，塩酸などの無機酸よりも有機酸のほうが大きい。有機酸の種類では酢酸が最も強く次いでクエン酸，乳酸の順で効果が高い。また，食塩の共存で効果は強くなる。

　以上のように微生物に対する生育抑制効果は有機酸と食塩，有機酸と糖，酸と化学防腐剤などとの併用によって行われる場合が多い。

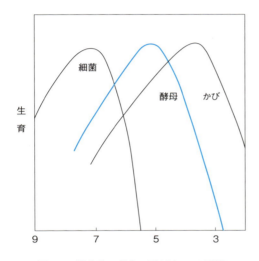

図4-5　微生物の成育に及ぼすpHの影響

4-3-2　化学薬品添加法

　微生物の繁殖を防止するためにいくつかの食品添加物が認められている。2006年9月現在日本で許可されている保存料としては，安息香酸，安息香酸ナトリウム，デヒドロ酢酸ナトリウム，パラオキシ安息香酸のエステル類（エチルエステル，プロピルエステル，イソプロピルエステル，ブチルエステル，イソブチルエステル），ソルビン酸，ソルビン酸カリウム，ピロ亜硫酸カリウム，ピロ亜硫酸ナトリウム，プロピオン酸，プロピオン酸カルシウム，プロピオン酸ナトリウム，次亜硫酸ナトリウム，二酸化硫黄がある。以上の化学薬品は化学合成で製造されているが，抗生物質も食品の防腐に使用されている。わが国では2005年に，カビおよび酵母に対する抗生物質であるナタマイシンがチーズの表面処理剤用に限って保存料として認められた。

　防かび剤としてオルトフェニルフェノールとそのナトリウム塩，ジフェニルおよびチアベンダゾールの使用が，穀類の防虫剤としてピペロニ

ルブトキシドの使用が認められている。また現在許可されている殺菌料には亜塩素酸ナトリウム，過酸化水素，高度サラシ粉，次亜塩素酸水，次亜塩素酸ナトリウムがある。

　これらの使用にあたっては，使用できる食品の種類，用途，使用量，残存量などについて基準が定められている。

4-3-3　酸素の除去

　酸素を除去するために脱酸素剤が食品に用いられている。密封された包装内の酸素を脱酸素剤で吸着して，たとえばカビ防止，虫害防止，好気性細菌の生育抑制や脂質の酸化防止，退色防止などを行い食品の保存性を高めている。

4-3-4　CA 貯蔵

　比較的不活性なガスの充填など，低温下で人為的に組成を調節した気体によって食品の貯蔵性を高める方法を CA 貯蔵（controlled atmosphere storage）あるいはガス貯蔵という。ガスとして炭酸ガス，窒素ガスあるいは両者の混合ガスが一般的に用いられており，けずり節，半生菓子，もち，緑茶，コーヒーなどに応用されている。一方果実の CA 貯蔵には炭酸ガスと酸素ガスの混合ガスが用いられている。酸素ガスを用いるのは，酸素が微量になると果実は呼吸によってアルコール発酵を起こし品質が損なわれるからである。また，空気中の酸素濃度 21％において青果物の呼吸量は高まっているので，酸素量を減少すれば呼吸量が抑えられて貯蔵性が増す。さらに，空気中の炭酸ガス濃度 0.03％は呼吸作用に影響を及ぼさないが，濃度が 3％以上になると，呼吸を減少させる作用がある。しかし，高濃度になるとガス障害や無機呼吸（アセトアルデヒドやエタノールを生じる異常生理により変質，腐敗の原因となる）が生じる。

　果実や野菜の CA 貯蔵に適した包装はプラスチックフィルムである。これはガスの透過性があり，果実や野菜の呼吸作用によって炭酸ガスが増加して酸素が減少するが，ある濃度で平衡化し，CA 貯蔵に適する環境をつくりだすからである。CA 貯蔵に適した環境とは，炭酸ガス含量 2～8％，酸素含量 3～5％，温度 0～12℃，相対湿度 85～90％である。果実のプラスチックフィルムによる CA 貯蔵を MA 貯蔵（modified atmosphere storage）ともいう場合もある。

4-3-5　くん煙（smoking）

　くん煙法には，冷くん法，温くん法，熱くん法および液くん法があ

る。冷くん法には，ドライソーセージや生ハムなどに用いられる短時間くん煙法（1～数日，18～24℃，湿度85%）と，ドライハムやドライソーセージに用いられる長期間くん塩法（1～数週間，12～18℃，湿度85%）とがある。製品は塩味が強く保存性が高い。温くん法はサラミなどの製造に用いられ，25～45℃，湿度50～60%で行う。熱くん法は0.5～2時間，50～90℃で行う。この場合香味に関しては良好であるが，保存性は冷くん法より劣る。液くん法は木酢液に塩漬けした原料を漬けこむ方法である。くん材はクヌギ，ナラ，ブナ，カエデなどのタール分の少ない硬い木材が良い。くん煙によって食品の貯蔵性が増すのは，くん煙の前に行われる乾燥によって，水分含量が減少すること，あるいはくん煙に先だって行われる塩蔵によると考えられている。またくん煙により製品の表面に皮膜が形成されることにより，微生物の進入が阻害される。また煙中には多くの揮発性成分および固形成分が含まれるが，殺菌作用をもつ成分（アルデヒド類，アルコール類，フェノール類，ケトン類，エステル類）もあり，これらが食品中へ浸透することが保存性向上の一因と考えられている。しかしそれらの含有量は微量であり，これらはむしろ風味向上に重要である。一方，ベンツピレンなど有害作用を示す成分が生成する可能性もある。

5 食品の安全性

　近年，食品の安全性に高い関心が払われている。食品が安全であるということは，食べる人にとって有害な物質を含んでいないということであるが，一方ですべての食品から有害な物質が含まれるリスクを完全に排除することは困難である。したがって，食品の安全性をいかに確保・維持していくかが，健全な食生活を送るための重要な課題となっている。

　食品の安全性を評価することはそれほど簡単ではない。まず，食品の成分が有害であるかどうかは，摂取量，摂取期間や頻度，該当成分の性質，摂取する人の年齢，性別，体質，健康状態，などによって大きく影響を受けるため，こうした要因を考慮して評価しなくてはならない。さらに食品の成分は種類が多く，また保存や加工の過程で構造や性質が変化するため，人体に及ぼす影響も複雑に変化する。また，倫理上の問題から，人を用いて安全性の評価を行うことが難しいという問題もある。したがって，組成が均一で，かつ微量で有害作用を有する化学物質（食品添加物，薬品，農薬など）については，実験動物や培養細胞，微生物を用いて毒性試験を行い，その結果から人が食べた時の安全性を推定するという方法がとられている。

　化学物質以外に食品の安全性を低下させる要因として，食中毒や感染症を引き起こすような病原体による汚染がある。病原性大腸菌O(オー)157など，公衆衛生上問題となる新たなものも発生している。こうした汚染に対しては，従来から病原体を食品に混入させない，また混入した病原体を増殖させない・死滅させる，といった予防法がとられてきた。さらに近年では，こうしたリスクを回避するために，HACCP[*1]（Hazard Analysis and Critical Control Points；危害分析重要管理点）という食品の安全性を管理する方法がとられるようになり，食品中の危害物質（特に病原体）の除去に有効であると評価されている。

　一方で，遺伝子組換え食品やBSE，内分泌撹乱物質など，食品の安全性の確保に関わる新たな問題もでてきている。このような問題を含

[*1] HACCP：危害分析（HA）・重要管理点（CCP）と呼ばれる衛生管理の手法のひとつで，最終製品の検査によって安全性を保証しようとするのではなく，製造における重要な工程を連続的に管理することによって，ひとつひとつの製品の安全性を保証しようとする衛生管理の手法である。

め，われわれの食生活を取り巻く状況が大きく変化し，食品に対する不安感が高まっていることから，食品の安全性確保のために「リスク分析」という手法がとられるようになってきた。リスク分析はリスク評価[*1]，リスク管理[*2]，リスクコミュニケーション[*3]の3要素からなり，食品による危害の発生を未然に防ぎ，リスクを最小限にする目的で用いられる手法である。さらに，リスク分析の考え方を導入した食品安全基本法[*4]が制定され，これに伴い食品安全委員会が平成15年に設置された。この委員会は，規制や指導等を行う関係行政機関から独立しており，科学的知見に基づいて客観的かつ中立公正にリスク評価を行う機関である。食品安全委員会は，リスク評価の結果に基づき，食品の安全性の確保のために講ずるべき施策について内閣総理大臣を通じて関係各大臣に勧告を行うことができる（図5-1）。

[*1] リスク評価（リスクアセスメント）：食品または食品中に含まれる物質が人の健康に及ぼす影響の発生頻度と程度について科学的に評価すること。化学物質や微生物等の要因ごとに行われる。
[*2] リスク管理（リスクマネジメント）：リスク評価に基づいて食品の安全性の確保に関する施策を行うこと。
[*3] リスクコミュニケーション：食品に関する情報を正確，迅速，公平に消費者に提供すると共に，意見を聞き，対話を繰り返すことによって理解と合意を得ること。
[*4] 食品安全基本法：食品の安全性の確保に関する施策を総合的に推進することを目的とする。リスク評価を食品安全委員会が行い，リスク管理を厚生労働省と農林水産省が行うこととしている。

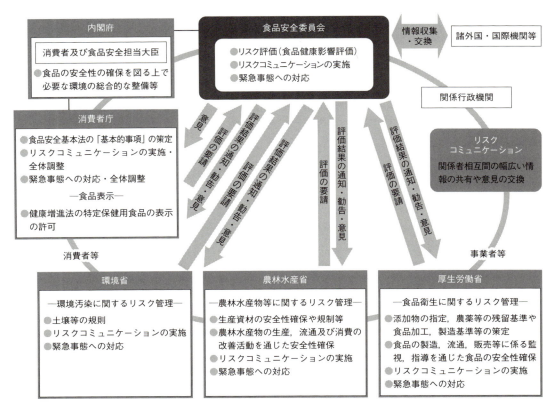

図5-1　食品安全委員会とリスク管理機関との関係について

5-1 遺伝子組換え食品

　遺伝子組換え技術の発展に伴い，有用遺伝子を導入することによって望ましい形質を持つ動植物・微生物を作り出すことが可能になってきた。これまでに多くの作物が遺伝子組換えによって作出されている。植物の品種改良はこれまで長い年月を要して行われていたが，遺伝子組換え技術の導入によって，より速く目的の作物を作出することが可能となった。また，種の壁を越えて他の生物に遺伝子を導入することもできるようになった。遺伝子組換え作物に由来する食品を遺伝子組換え食品（あるいは Genetically Modified Food; GM 食品）とよぶ。

5-1-1　遺伝子組換え作物の作出法

　植物へ特定の遺伝子を導入する方法で，最も多く用いられてきたのはアグロバクテリウム（*Agrobacterium tumefaciens*）を利用した方法である。アグロバクテリウムは Ti プラスミドという環状の DNA をもっており，植物に感染すると Ti プラスミド上の DNA の一部（T-DNA 領域）が植物の染色体 DNA に組み込まれる。このプラスミドの T-DNA 領域に植物に導入したい遺伝子を組み込んでおいて，植物染色体への運び屋（ベクター）として利用する。実際には，Ti プラスミドを 2 つに分け，T-DNA が植物染色体に組み込まれるのに必要な Vir 領域をもつプラスミドと，T-DNA 領域に導入したい遺伝子を組み込んだプラスミドをアグロバクテリウムに導入して，植物遺伝子導入用のアグロバクテリウムを作成する方法がよく用いられている（図 5-2）。

　次に，このアグロバクテリウムを植物に感染させる。ディスク状に切り抜いた植物体の葉（リーフディスク）をアグロバクテリウムの培養液に浸けて感染させる。リーフディスクの代わりに胚軸などを用いる方法もある。その後，このリーフディスクを寒天培地上で生育させてカルスとし，さらに植物にまで生育させることができる。このとき導入しようとする遺伝子と一緒に抗生物質（カナマイシンなど）の抵抗性遺伝子を一緒に組み込んでおけば，抗生物質を含む培地で遺伝子が導入された植物体のみを生育させることができる。（図 5-2）

　その他，導入したい遺伝子を金やタングステンなどの金属粒子に塗布し，圧縮ガスなどを用いて植物細胞や組織に打ち込んで遺伝子組換え体を得るパーティクルガン法も実用的な導入法として用いられている。

　さらに近年では，特定の遺伝子の破壊・導入が高効率で短時間に行えるゲノム編集技術が開発され，新たな遺伝子改変作物の作成法として注目されている。

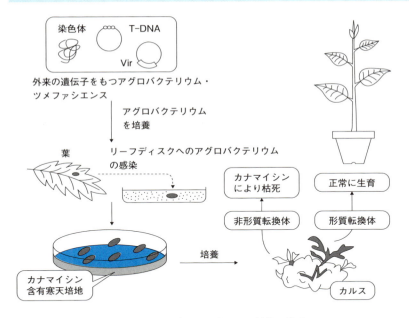

図5-2 リーフディスク法による植物の作出
(大澤，田中，『遺伝子組換え食品』，学会出版センター)

5-1-2 遺伝子組換え食品の開発状況

　組換えDNA技術を応用した食品は，農作物と，遺伝子組換え体そのものを食べない食品添加物等に分けられる。平成30年11月までに，農作物ではトウモロコシ，ナタネ，ジャガイモなどの319品種の食品が安全性審査を終えている（表5-1）。一方，組換えDNA技術を利用して製造する食品添加物としては，チーズを作るときに用いられる凝乳酵素「レンネット（キモシン）」や，でんぷん糖の製造などに用いられる加水分解酵素「α-アミラーゼ」など40の添加物が安全審査を終えている（表5-2）。例えばレンネットは，仔牛の胃などに存在するが，天然のものを得ようとすると，大量の生物と複雑な精製工程が必要となる。そこで，これらの酵素を作り出すDNAを微生物に挿入し，この微生物（組換え体）を培養することで，簡便かつ効率的に大量の酵素を得ている。培養後の精製工程において組換え体そのものは除去されるため，最終的な製品（酵素）の中に遺伝子組換え微生物は含まれない。

5-1-3 主要な遺伝子組換え農作物

(1) 除草剤耐性植物

　農作物の収量をあげるためには，除草剤を用いて雑草を除去するのが一般的であるが，この方法には作業量やコストがかかる点，作物への残留性，環境への負荷などの問題がある。除草剤耐性の遺伝子組換え農作

表5-1　安全性審査の手続きを経た遺伝子組み換え食品の例

対象品種（品種数）	性質
ジャガイモ(9)	害虫抵抗性, ウイルス抵抗性
大豆(28)	除草剤耐性, 高オレイン酸形質, 害虫抵抗性, 低飽和脂肪酸, ステアリドン酸産生
テンサイ(3)	除草剤耐性
トウモロコシ(206)	除草剤耐性, 害虫抵抗性, 高リシン形質, 耐熱性α-アミラーゼ産生, 乾燥耐性, 組織特異的除草剤耐性, 収量増大の可能性の向上
ナタネ(21)	除草剤耐性, 雄性不稔性, 稔性回復性
ワタ(46)	除草剤耐性, 害虫抵抗性
アルファルファ(5)	除草剤耐性, 低リグニン
パパイア(1)	ウイルス抵抗性

表5-2　安全性審査の手続きを経た遺伝子組み換え添加物の例

対象品種（品目数）	性質
α-アミラーゼ(10)	生産性向上, 耐熱性向上, スクロース耐性向上
キモシン(3)	生産性向上, キモシン生産性, 凝乳活性の向上
プルラナーゼ(3)	生産性向上, 酵素活性の向上
リパーゼ(3)	生産性向上
リボフラビン(2)	生産性向上
グルコアミラーゼ(3)	生産性向上
α-グルコシルトランスフェラーゼ(3)	生産性向上, 性質改変
シクロデキストリングルカノトランスフェラーゼ(1)	生産性向上, 性質改変
アスパラギナーゼ(1)	生産性向上
ホスホリパーゼ(3)	生産性向上
β-アミラーゼ(1)	生産性向上

物は，特定の除草剤に対して抵抗性を付与されており，この除草剤を使用することによって効率の良い雑草防除が可能となる。

　グリホサートという除草剤とその抵抗性を有する遺伝子組換え作物との組み合わせがこれまで多く用いられてきた。グリホサートは，植物で芳香族アミノ酸の合成に必要な EPSPS という酵素を阻害することにより除草作用を発揮する（図5-3）。グリホサート耐性作物は，EPSPS と同じ活性をもつ酵素を作る新たな遺伝子が導入されているため，グリホサート存在下でも別経路で芳香族アミノ酸を合成し，正常に生育することができる。グリホサートを代謝して無毒化する活性が遺伝子組換えによって付与されているグリホサート耐性作物もある。グルタミン合成酵素のはたらきを阻害する除草剤であるグルホシネートの耐性作物も，グルホシネートを無毒化するはたらきを持つ酵素の遺伝子を導入して作られている（図5-3）。これらの除草剤耐性作物の栽培では，除草剤の使用量が少なくてすむ，あるいは効率よく多くの雑草を防除できる，などの利点がある。

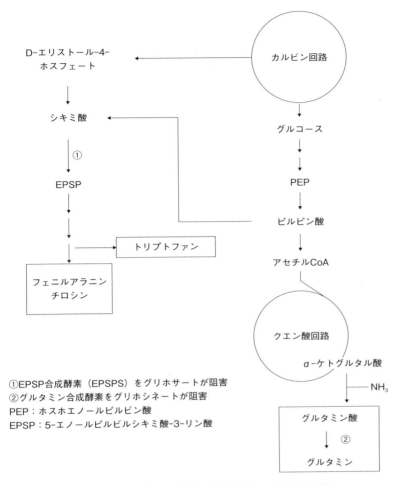

図5-3 アミノ酸生合成系に作用部位をもつ除草剤の例
(日野明寛編著,『ぜひ知っておきたい「遺伝子組換え農作物」』, 幸書房)

(2) 害虫抵抗性植物

　病害虫に抵抗性のある農作物は, 殺虫剤の散布をせずに害虫の被害をなくす目的で作出された。これまでに, コロラドハムシに抵抗性を持つじゃがいも, アワノメイガに抵抗性を持つトウモロコシ, オオタバコガに抵抗性を持つワタなどが開発されている。これらの害虫抵抗性植物は, 殺虫性タンパク質を生産する細菌 (*Bacillus thuringiensis*; Bt) の殺虫性タンパク質遺伝子を植物で発現させることによって得られている。Bt タンパク質は昆虫の腸管細胞の受容体と結合して細胞を破壊するが, ヒトにはこの受容体が存在しないので作用しない。ヒトが摂取すると, 他のタンパク質と同様に消化・吸収される。

5-1-4 遺伝子組換え食品の安全性

　遺伝子組換え食品の安全性の審査は，厚生労働省に提出された遺伝子組換え食品に係る安全性審査の申請に対し，専門家により構成される食品安全委員会が安全性を評価する（食品健康影響評価）。その結果，安全性に問題がないと判断された食品は，安全性審査を経た旨が公表される。遺伝子組換え食品の安全性審査は，図5-4の手続きに沿って行われており，安全性審査を受けていない遺伝子組換え食品またはこれを原材料に用いた食品は，輸入，販売などが法的に禁止されている。これにより，国内で開発されたものでも，外国から輸入されたものでも，すべての遺伝子組換え農作物は安全性が確認できる仕組みをとっている。安全性は，① 挿入遺伝子の安全性，② 挿入遺伝子により産生されるタンパク質の有害性の有無，③ アレルギー誘発性の有無，④ 挿入遺伝子が間接的に作用し，他の有害物質を産生する可能性の有無，⑤ 遺伝子を挿入したことにより成分に重大な変化を起こす可能性の有無などの観点から審査されている。

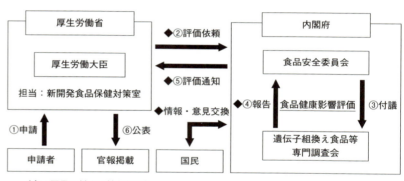

図5-4　遺伝子組換え食品の安全性審査の手続き

　これに対して，消費者が遺伝子組換え食品に不安を持つ理由としては，① 新しい遺伝子を導入した植物などが環境や自然の生体に及ぼす影響が不明である点，② 遺伝子組換え食品を長期にわたって摂取した場合に人体に及ぼす影響が十分確認できていない点，などが主にあげられている。

5-1-5 遺伝子組換え食品の現状

　日本はカロリーベースの食糧自給率が約40％で，主要食品の多くを海外からの輸入に頼っている。こうした主要作物の中には，遺伝子組換え作物として輸入されているものも少なくない。遺伝子組換え農作物と一般農作物を区別して購入したいという消費者等からの要望を受け，日

本では組換え作物由来の食品の表示が法制化されている。2001年4月より，すでに審査済みの遺伝子組換え食品と同一の科に属する作物（大豆，とうもろこし，ばれいしょ，なたね，わた）由来の食品およびこれを原材料とする加工食品を対象に，JAS法により表示が義務づけられている*。ただし，加工食品の主な原材料とは，原材料中の重量割合で上位三位以内の成分で，かつ全重量の5％以上を含む場合であるため，遺伝子組換え体を5％未満含む食品については表示の義務がないのが現状である。遺伝子組換え体を含んでいるもの，あるいは遺伝子組換え不分別を行っている商品については，業者に表示義務が課されており，遺伝子組換えでない商品の表示は任意となっている（表5-3）。

これまでに開発され流通している遺伝子組換え作物のほとんどが，生産性や商業性の観点から開発されたものである。一方，摂取した人に対する病気予防効果などの機能性を付加するような遺伝子組換え植物が近年数多く開発されてきている。高オレイン酸大豆（コレステロール低下作用），高リコペン含有トマト（がん予防），低アレルゲン米，ビタミン増強米などがこれにあたる。日本では，遺伝子組換え食品の安全性の評価，規制や許認可制度は諸外国と比較しても慎重に進められているが，今後はこのような消費者のメリットが大きい食品も含めて議論していくことになろう。

＊遺伝子組換えの表示が義務づけられている作物および加工食品
○作物：大豆，とうもろこし，なたね，ばれいしょ，綿実，アルファルファ
○加工食品：(1) 豆腐類および油揚げ類，(2) 凍豆腐，おからおよびゆば，(3) 納豆，(4) 豆乳類，(5) みそ，(6) 大豆煮豆，(7) 大豆缶詰および大豆瓶詰，(8) きな粉，(9) 大豆いり豆，(10) (1) から (9) までを主な原材料とするもの，(11) 大豆を主な原材料とするもの，(12) 大豆粉を主な原材料とするもの，(13) 大豆タンパクを主な原材料とするもの，(14) 枝豆を主な原材料とするもの，(15) 大豆もやしを主な原材料とするもの，(16) コーンスナック菓子，(17) コーンスターチ，(18) ポップコーン，(19) 冷凍トウモロコシ，(20) トウモロコシ缶詰およびトウモロコシ瓶詰，(21) コーンフラワーを主な原材料とするもの，(22) コーングリッツを主な原材料とするもの（コーンフレークを除く），(23) とうもろこしを主な原材料とするもの，(24) (16) から (20) までを主な原材料とするもの，(25) 冷凍ばれいしょ，(26) 乾燥ばれいしょ，(27) ばれいしょでん粉，(28) ポテトスナック菓子，(29) (25) から (28) までを主な原材料とするもの，(30) ジャガイモを主な原材料とするもの，(31) アルファルファを主な原材料とするもの，(32) 調理用てん菜を主な原料とするもの，(33) パパイヤを主な原料とするもの

表5-3　遺伝子組換え作物由来の食品表示例（大豆を主原料とする食品表示例）

分別生産流通管理が行われている遺伝子組換え食品の場合（義務表示）
(1) 品名　大豆加工食品
(2) 原材料名　大豆（遺伝子組換え）
(3) 内容量　50グラム
(4) 品質保持期限　2001.6.1
(5) 保存方法　10度以下で保存
(6) 製造者　ABC株式会社 東京都千代田区××町
遺伝子組換え食品と非遺伝子組換え食品の分別生産流通管理が行われていない場合（義務表示）
(1) 品名　大豆加工食品
(2) 原材料名　大豆（遺伝子組換え不分別）
(3) 内容量　50グラム
(4) 品質保持期限　2001.6.1
(5) 保存方法　10度以下で保存
(6) 製造者　ABC株式会社 東京都千代田区××町
参考）分別生産流通管理が行われている非遺伝子組換え食品の場合（任意表示）
(1) 品名　大豆加工食品
(2) 原材料名　大豆（遺伝子組換えでない）
(3) 内容量　50グラム
(4) 品質保持期限　2001.6.1
(5) 保存方法　10度以下で保存
(6) 製造者　ABC株式会社 東京都千代田区××町

注）例示はJAS法で定められているものを含む。

5-2　BSE

　BSE（Bovine Spongiform Encephalopathy；狂牛病）は，牛の新しい病気として1980年代に見いだされた。BSEは潜伏期間が長く（平均5年），発症例は30ヶ月齢以降の牛がほとんどである。症状としては恐怖症，接触や音に対する過敏症，蹴ることや震え，起立不能などの神経症が多く，脳組織に海綿状の変性がみられるという特徴を有している。その後，BSEの牛由来の肉や加工食品の摂取によって，人でもBSEと類似した症状をもつ変異型クロイツフェルトヤコブ病（vCJD）を発症する可能性が指摘されたため，BSEは牛肉の安全性に関わる重大な問題となった。わが国でもBSE発生国からの牛肉輸入の制限や国内産牛肉の安全管理策が講じられた。

5-2-1　BSE発生の経緯

　BSEは1986年にイギリスで牛の新しい病気として報告された。18世紀半ばからヨーロッパで認められていたヒツジやヤギの流行性海綿状脳症であるスクレイピーがその起源であるとする説と，スクレイピーとは独立して発生したとする説があり，その起源は明らかになっていない。イギリスでは牛飼料（肉骨粉）の動物性タンパク源としてヒツジやヤギを含む反芻動物の死体を用いていたが，1980年ごろから加熱処理のみで製造した肉骨粉を使用したことがBSE流行の原因であるとされている。イギリスで1986年に始まったBSEの流行は，約200,000頭の牛の罹患を経て1990年代後半以降終息に向かった。また，イギリスから牛や肉骨粉を輸入した他の国においてもBSEの発生が報告され，日本では2009年1月までに36頭のBSE牛が確認された*。

　その後，日本や海外で牛の脳や脊髄などの組織を家畜の餌に混ぜないといった規制が行われた結果，BSEの発生は世界で約3万7千頭（1992年の発生ピーク時）から7頭（2013年）へと激減した。日本では，2003年以降に出生した牛からはBSEは確認されていない。

　当初BSEはヒトに感染しないと考えられていたが，新型のvCJDがBSE牛の摂取によって引き起こされる可能性が1996年に認められ，これを支持する科学的知見も得られた。2005年1月までにイギリスで153名，世界で166名のvCJD患者が報告されており，日本ではvCJD病患者が1名報告されている（英国滞在時に感染の可能性）。

5-2-2　BSEの発症メカニズム

　BSEはウイルスや細菌によって引き起こされる他の感染症とは異な

＊国際獣疫事務局（OIE）に報告されたBSE発生国（2001年）
英国，アイルランド，ポルトガル，フランス，ベルギー，ドイツ，オランダ，デンマーク，ルクセンブルグ，スペイン，イタリア，ギリシャ，チェコ，スイス，リヒテンスタイン，日本

り，その病原体はプリオンとよばれるタンパク質である。正常な動物でもプリオンタンパク質は作られており，脳で最も多く作られている。BSE や vCJD ではタンパク質分解酵素で分解されにくい異常なプリオンが生産・蓄積されて，神経細胞の機能を障害することがわかってきている。異常プリオンは正常プリオンと同じアミノ酸配列を持つが，高次構造が異なっており，正常プリオンを異常プリオンに変換するはたらきがあるのではないかと考えられている。感染牛では脳，脊髄，回腸，眼に異常プリオンが集まっており，こうした部位に由来する異常プリオンを食べると，消化酵素による分解をうけにくい異常プリオンがそのままの形でリンパ組織や脳，脊髄に到達し，感染するものと考えられる。

BSE と vCJD は共に死亡率が高く，ワクチンなどによる予防法や治療法が確立されていない。BSE の感染は病原体を経口摂取した場合にのみ確認されており，接触などによる伝染性はないとされている。したがって BSE の病原体の経口摂取を防ぐことで，BSE への感染を予防するという方策がとられる。

5-2-3　BSE と食品の安全対策の経緯

日本では，国内で BSE 牛が発見されたことに伴い，2001 年 10 月から牛の脳，脊髄，眼，回腸末端部を特定危険部位と定め，国内におけると畜・解体時にすべての牛の頭部（舌，頬肉を除く），脊髄および回腸遠部の焼却と，危険部位の食肉への汚染がないような衛生的処理を義務づけた。さらに，対象となる食品の製造者および加工者は，牛由来原材料に特定危険部位が使用・混入していないかを点検し，所轄の保健所に報告することとした。このように，BSE 検査陽性の牛についてはそのすべてを，また，BSE 検査陰性の牛であっても特定部位を除去・焼却することにより，主要な汚染を排除して食品の安全性を確保する方針をとった。

輸入食品については，イギリスや EU 諸国からの牛肉輸入の停止措置（2001 年 1 月）および牛臓器やこれらを原材料とする食肉製品についても輸入禁止措置（2001 年 2 月）がとられた。また，BSE 発生が確認あるいは疑われた時点で，カナダ，アメリカなどの国からの牛肉輸入の禁止措置がとられた（2003 年）。これ以外でも，BSE 発生国の牛肉および牛由来の加工品については，食品衛生法第 9 条（旧第 5 条）などにより輸入禁止などの措置を講じた。

その後，BSE の発生数が国内外で激減した状況をふまえ，厚生労働省は国内検査体制および輸入条件の見直しを段階的に行っている。2017 年にと畜場における健康牛の BSE 検査を廃止し，BSE 検査の実施を生

体検査で神経症状・全身症状を呈するものに限定した。輸入禁止措置は2013年から段階的に緩和されている。

5-3　内分泌撹乱物質

　ある種の化学物質が生体内にとりこまれると，生殖機能の阻害など生体に有害な影響を引き起こす可能性があることが，近年明らかになってきた。こうした一連の化合物は，われわれの体内の正常なホルモンと似たはたらきをする，あるいはホルモンの作用を妨害することから，内分泌撹乱物質（Endocrine Disruptor(s)）と呼ばれる。水・大気・土壌などの環境中，食品中，あるいは食用天然物の中からも内分泌撹乱物質が見いだされ，われわれの健康に影響を及ぼす因子として，その危険性が強く意識されるようになってきた。環境中の化学物質が人体に有害な影響を及ぼす例としては，有機水銀などによる中毒やベンツピレンによる発ガンなどが以前から知られているが，内分泌撹乱物質は具体的な障害がわかりにくい形で，かつ世代を超えてわれわれの健康に悪影響を与える可能性がある点で，従来から知られる有害な化合物と異なっている。また，生体内に取り込まれる量が微量でも作用する可能性がある点も，内分泌撹乱物質の特徴である。

5-3-1　内分泌撹乱物質とは

　内分泌撹乱物質の存在は，環境汚染が野生動物に及ぼす影響の調査から見いだされ，1991年の「内分泌撹乱物質に関する専門家会議」（米ウィスコンシン州）でその概念が認められた。日本では通称環境ホルモンともよばれ，1998年の環境庁の環境ホルモン戦略計画（SPEED'98）では「動物の生体内に取り込まれた場合に，本来その生体内で営まれている正常なホルモン作用に影響を与える外因性の物質」と定義された。このとき同時に，内分泌撹乱作用を有することが疑われる物質が67種リストアップされたが（2000年に65種に改訂），これらの化合物は内分泌撹乱作用が明らかになったものではなく，優先して調査研究を進めていく対象として選定されたものである。代表的な内分泌撹乱物質としてビスフェノールA，DDT，フタル酸エステル，ダイオキシン類［2,3,7,8-四塩化ダイオキシン（TCDD），2,3,7,8-四塩化ジベンゾフラン（TCDF）］，PCBなどがある（図5-5）。

　ノニルフェノールは界面活性剤として洗剤などに含まれるアルキルフェノールポリエトキシレートが，下水処理施設や体内の微生物によって分解される過程で生じる化合物である。ヒト乳ガン細胞の培養実験中に

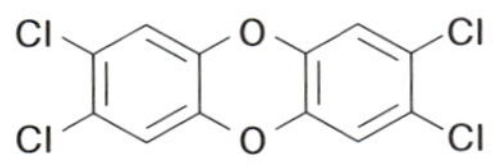

2,3,7,8-四塩化ダイオキシン
(2,3,7,8-TCDD)

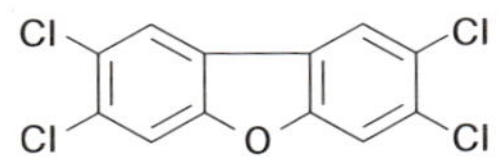

2,3,7,8-四塩化ジベンゾフラン
(2,3,7,8-TCDF)

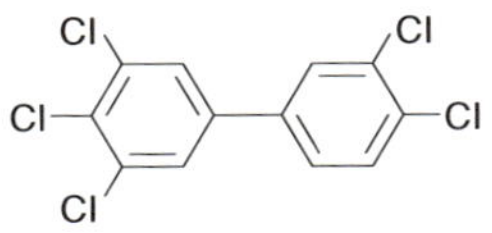

ノンオルトコプラナーPCB
(3,3,4,4,5-PCB)

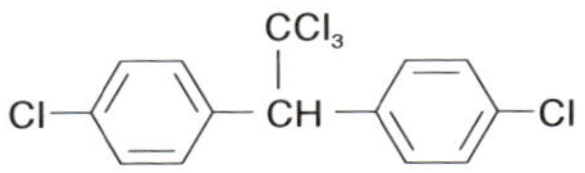

DDT

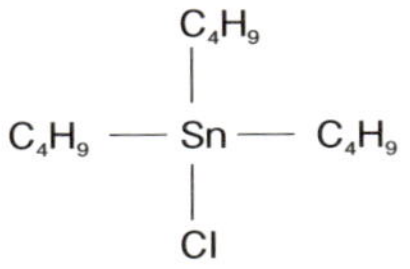

トリブチルスズ（TBT）

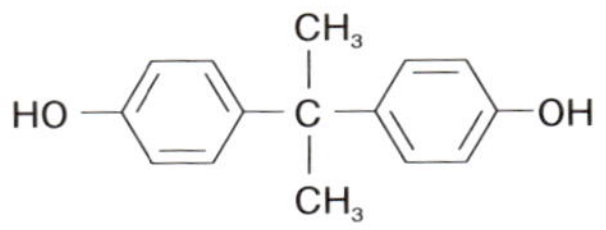

ビスフェノールA

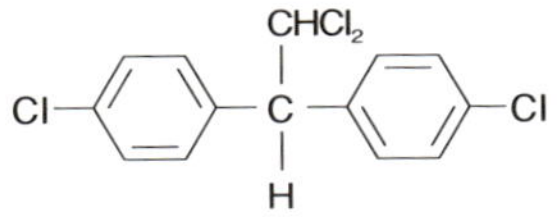

DDD

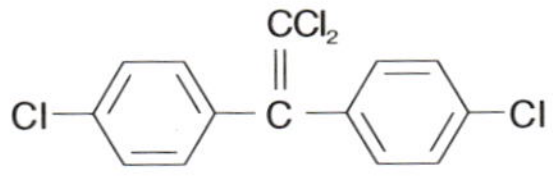

DDE

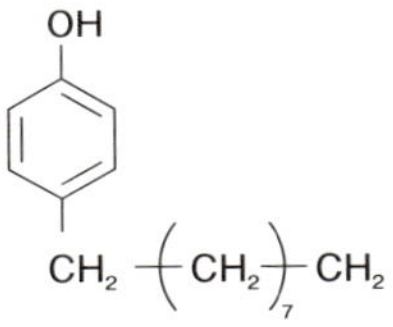

p-ノニルフェノール

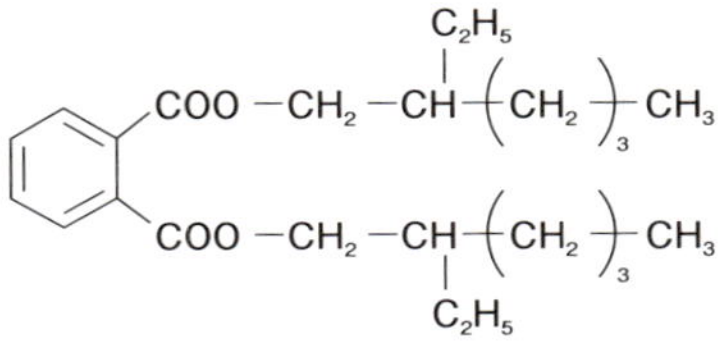

フタル酸-2-エチルヘキシル
（DEHP）

図5-5　代表的な内分泌撹乱物質の化学構造

プラスチック容器から溶け出して，エストロゲン作用を示した化合物として知られている。PCB（ポリ塩化ビフェニル）はビフェニルが塩素により置換された化合物の総称である。その電気絶縁性，難燃焼性，化学的安定性から工業製品などに幅広く利用されていた化合物だが，安全性への不安から先進国では生産・使用が禁止されている。しかし，化学的に安定であるため，環境中への汚染は禁止後も拡大し続けており，海水→プランクトン→魚→鳥などのように食物連鎖による生物濃縮が認められる。DDTは初期の殺虫剤・農薬等に含まれる成分であり，広範囲に使用されていた。しかしWHOやFAOの勧告を受け，日本では1971

年から不使用，1981年から使用禁止となっている。本来エストロゲン活性を持たないDDTが生体内で代謝変換を受けるとDDDやDDEのようなエストロゲン活性を持つ代謝物が生成して機能する。有機スズは，船舶塗料や魚網の防腐剤として使われていたトリブチルスズ，トリフェニルスズに由来するものである。

5-3-2　内分泌撹乱物質の作用

われわれの体内では，多くのホルモンが内分泌器官から血中に分泌され，標的組織の細胞に運ばれて作用し，体の恒常性を維持している。ホルモンのように，特定の分泌器官から直接血中に分泌される経路を内分泌とよび，汗や唾液，消化液などのように分泌物を分泌する管（導管）を介した外分泌と区別している。

ホルモンは血中を移動し，標的細胞で受容体によって認識されて作用を発揮する。受容体を介したホルモンの作用メカニズムは，① 水溶性のホルモンが細胞膜上に存在する受容体と結合し，細胞内基質のリン酸化やセカンドメッセンジャーの温度変化を介して作用するもの，② 脂溶性のホルモンが，細胞内に存在する受容体と結合し，ホルモン－受容体複合体がDNAと相互作用して遺伝子の転写制御を行うもの，の2つに大別される（図5-6）。成長ホルモン，インスリン，グルカゴンなどのペプチドホルモンは ① のメカニズムで，エストロゲン（女性ホルモン），アンドロゲン（男性ホルモン），副腎皮質ホルモンなどのステロイドホルモンは ② のメカニズムで作用する。

内分泌撹乱物質と呼ばれるものの多くは，脂溶性ホルモンの作用を撹乱することが明らかになっており，中でも性ホルモン，特にエストロゲン受容体のはたらきに影響を与えるものが多く知られている。こうした物質はエストロゲン受容体と結合できる構造を持ち，受容体に結合してエストロゲン作用を発揮するアゴニストとしてはたらく。殺虫剤の

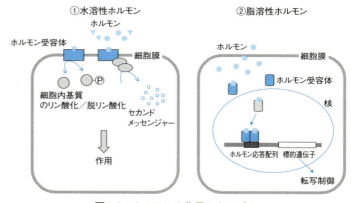

図5-6　ホルモンの作用メカニズム

DDT，プラスチック剤のビスフェノールAやノニルフェノールなどがこれにあたる。また，植物由来のイソフラボンなども同様にエストロゲン受容体と結合することが知られており，ファイトエストロゲンと呼ばれている。逆に，農薬のビンクロゾリンは男性ホルモンであるアンドロゲンの受容体と結合して，アンドロゲン作用を阻害するアンタゴニストとしてはたらく。

　一方，ダイオキシン類は異なるメカニズムでエストロゲン作用を強力に阻害する作用を持つ。細胞内に入ったダイオキシンはアリルハイドロカーボン受容体（Ah受容体）と結合する。ダイオキシン-Ah受容体複合体は生体異物応答配列（XRE: xenobiotic responsive element）に結合して転写活性化因子としてはたらく。この複合体がエストロゲンで発現制御される遺伝子に結合してエストロゲンの作用を撹乱する，あるいは他の遺伝子発現活性化を介してエストロゲン作用を示すことなどが報告されている（図5-7）。

　このように，内分泌撹乱物質は脂溶性ホルモンとその受容体による転写調節作用を乱すはたらきがあると考えられるが，これらのホルモンの血中濃度は極めて低いため，内分泌撹乱物質もごく微量で作用する可能性があることに注意しなければならない。

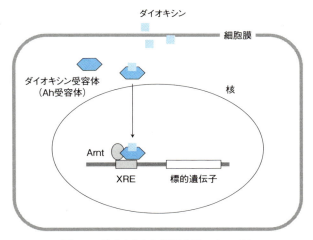

図5-7　ダイオキシン類の作用メカニズム

5-3-3 内分泌撹乱物質の現状

環境中の内分泌撹乱物質の作用により野生動物への影響が出ている例として，SPEED'98 では，イボニシのメスにオスの生殖器官が形成され発達する異常がわが国沿岸部で広範囲に認められ，環境中の有機スズ化合物であるトリブチルスズ，トリフェニルスズとの関連が見いだされた。これ以降，わが国では環境省（庁）が SPEED'98 に引き続き ExTEND2005，EXTEND2010 を策定して化学物質の内分泌かく乱作用に関する試験・評価の枠組みを構築している。この中で，医薬品の DES 等の合成ホルモン剤，DDT などの有機塩素系の殺虫剤，PCB やダイオキシン類などがホルモン類似の作用を持つことが示されており，有害な内分泌かく乱作用があるかどうかを見極める試験法の開発が行なわれている。一方，環境からの化学物質の摂取による内分泌かく乱作用により有害な影響を受けたと確認された事例は見出されていない。ビスフェノール A については，多くの動物実験で身体や行動への影響が報告されているが，ヒトへの有害な影響が確認された事例はない。

環境中のこれらの物質の危険性を考える上では，環境中での分解性や生物への蓄積性を考慮しなくてはならない。内分泌撹乱物質が生体に与える影響についてはさまざまな知見が集積しつつあるが，内分泌撹乱作用がどの程度の量で発現するのか，その危険性を評価するのは難しい現状である。

以上をふまえて内分泌撹乱物質の特徴を次のようにまとめることができる。1) 細胞内のホルモン受容体と結合する，2) 極めて微量でも作用する，3) 生分解性が低く，環境残留性が高いものがある，4) 生物濃縮され，体内の脂肪組織に蓄積されて長期間残留する，5) 生体内の代謝変換過程で内分泌撹乱作用を増強するものもある。

5-3-4 内分泌撹乱作用が疑われている物質

(1) 有機塩素系化合物

(i) ダイオキシン類

多くの内分泌撹乱物質が人工的に作られた化合物に由来するのに対し，ダイオキシンは非意図的に発生する代表的なものであり，主に廃棄物焼却の際に発生する。塩素の結合数と位置によって 75 種の異性体が知られており，特に 2,3,7,8-四塩化ダイオキシンは催奇形性や発がん性などの毒性が大変強い。ダイオキシンは内分泌撹乱作用と毒性を合わせ持つ化合物で，わが国では耐容 1 日摂取量（TDI：Tolerable Daily Intake）が 4 pg/kg/day に決められている。

(ii) PCB

1968年にわが国で，高濃度のPCB汚染を受けた食用米糠油を摂取した人々に中毒症状が発生する「カネミ油症事件」が発生した。この事件を機にPCBの生産・使用は先進国で中止されているが，生物濃縮による汚染は進行している。

(iii) 有機塩素系農薬

内分泌攪乱作用が疑われる化学物質の中には，登録失効した農薬（DDT，HCB，クロルデンなど），登録されている農薬（アトラジン，シマジン，マラチオンなど），分解生成物が内分泌攪乱作用を持つ可能性があるもの（DDE，オキシクロルデンなど）があり，農作物などへの残留が懸念されている。

(2) 食品の容器包装材料に由来する化学物質

食器などに使用されているポリカーボネート性樹脂や飲料缶のコーティングに使用されるエポキシ樹脂は，ビスフェノールAの重合反応で合成されるため，未反応体や分解したビスフェノールAが食品用容器から食品中に溶出することが危惧されている。

また，ラップを電子レンジで使用すると，ラップの可塑剤として使用されているフタル酸ジ（2-エチルヘキシル）が溶出して食品中に移行する可能性がある。フタル酸ジ（2-エチルヘキシル）は，食べ物に直接触れる器具や容器包装，子供がなめることを目的としたおもちゃに対しての使用が禁止されている。

(3) 天然のエストロゲン様化合物

クメストロール，ゲニステインなどのファイトエストロゲンには，エストロゲン作用が確認されている（図5-8）。特にゲニステインやダイゼインのような大豆イソフラボンは，エストロゲン作用による更年期障害緩和作用などの健康効果が注目されているが，一方で環境ホルモンとしての影響も危惧されている。こうした背景を受け，わが国では大豆イソフラボンの安全な一日摂取目安量の上限値を70～75 mg/day（大豆イソフラボンアグリコン換算量）と設定した（2006年，食品安全委員会）。

植物エストロゲンの被害としては，1946年にオーストラリアで放牧ヒツジがクローバー中のクメストロールにより流産や不妊症を大量に起こした「クローバー病」が知られている。

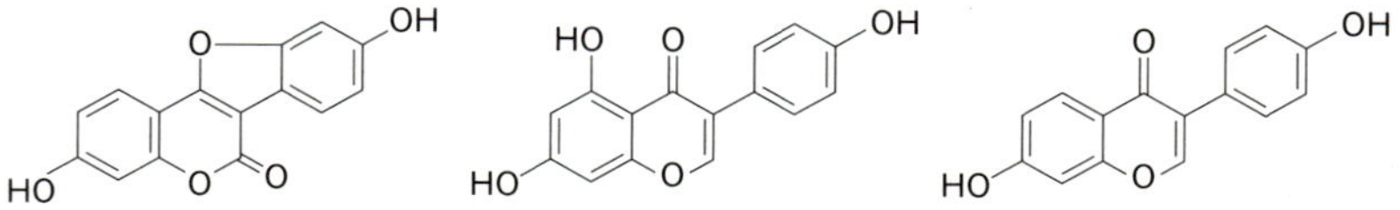

クメストロール　　　　　　　ゲニステイン　　　　　　　ダイゼイン

図5-8　植物エストロゲン（ファイトエストロゲン）の構造

参考文献

管家祐輔編著，『新版食品衛生学』，光生館（2004）．

村上明，森光康次郎編，『食と健康』，丸善（2002）．

日本農芸化学会編，『遺伝子組換え食品』，学会出版センター（2000）．

日野明寛編著，『ぜひ知っておきたい　遺伝子組換え農作物』，幸書房（1999）．

化学物質安全情報研究会編，『環境ホルモンの問題とその対策』，オーム社（1999）．

松井三郎，田辺信介，森千里，井口泰泉，吉原新一，有薗幸司，森澤眞輔，『環境ホルモンの最前線』，有斐閣新書（2002）．

三好恵真子，『忘れてはならない環境ホルモンの恐怖』，大学教育出版（2003）．

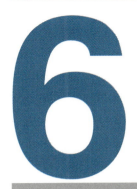

6 食品の機能性

6-1 保健機能食品

6-1-1 保健機能食品とは

「健康食品」とは，法律上の定義は無く，広く健康の保持増進に資する食品として販売・利用されるもの全般をいう。これに対して，一定の条件を満たした食品を「保健機能食品」として制度化したものに「特定保健用食品」，「栄養機能食品」，「機能性表示食品」がある（図6-1）。例えば，特定の保健の目的が期待できる（健康の維持及び増進に役立つ）食品についてはその「食品の機能」について，また，国の定めた栄養成分については，一定の基準を満たす場合にその「栄養成分の機能」を表示することができる制度である。

医薬品 （医薬部外品を含む）	保健機能食品 ※機能性の表示ができる			一般食品 （いわゆる健康食品を含む） ※機能性の表示ができない
	特定保健用食品	栄養機能食品	機能性表示食品	

図6-1 保健機能食品の位置づけ

6-1-2 栄養機能食品

栄養機能食品とは，栄養成分（ミネラル・ビタミン・脂肪酸）の補給のために利用される食品で，栄養成分の機能を表示することができる食品をいう。身体の健全な成長，発達，健康の維持に必要な栄養成分の補給・補完を目的としたものである。高齢化や食生活の乱れ等により，通常の食生活を行うことが難しく，1日に必要な栄養成分を摂取できない場合に利用できる食品である。栄養機能食品として販売するには，国が定めた規格基準に適合する必要があり，適合すれば許可申請や届出の必要はなく，製造・販売することができる。栄養機能食品として栄養成分の機能を表示できる食品は次に示すビタミン類13種類，ミネラル類6種類と脂肪酸1種類である。

脂肪酸：n-3系脂肪酸
ミネラル類：亜鉛，カリウム，カルシウム，鉄，銅，マグネシウム
ビタミン類：ナイアシン，パントテン酸，ビオチン，ビタミン（A，B_1，B_2，B_6，B_{12}，C，D，E，K），葉酸

　規格基準として，1日当たりの摂取目安量に含まれる栄養成分量が規格基準の下限量と上限量の範囲内にあり，それぞれの栄養成分の機能表示と，摂取するうえでの注意事項を適正に表示する必要がある（表6-1）。

6-1-3　機能性表示食品

　機能性表示食品は，疾病に罹患していない者（未成年，妊産婦（妊娠を計画している者を含む）および授乳婦を除く）に対し，機能性関与成分によって健康の維持および増進に繋がる特定の保健の目的が期待できる（健康の維持及び増進に役立つ）という食品の機能性を，科学的根拠を基に，事業者の責任において，容器包装に表示できる食品である。販売前に安全性および機能性の根拠に関する情報などが消費者庁長官へ届けられたもので，特定保健用食品とは異なり，消費者庁長官の個別の許可を受けたものではない。生鮮食品を含め，すべての食品（一部除く）が対象となっている。

　機能性に関しては，2つの方法のどちらかで評価される。1つ目は，食品の機能性に関する研究レビュー（システマティックレビュー）を実施し，表示したい機能性に関する臨床試験や観察研究などの論文を収集・精査し，機能性を科学的に評価して行う。2つ目は，その食品を使って，健康なヒトを対象とする臨床試験を実施することである。

表6-1 栄養機能食品の規格基準と機能性表示

栄養成分	1日当たりの摂取目安量に含まれる栄養成分量 下限値	上限値	栄養成分の機能	摂取をする上での注意事項
n-3系脂肪酸	0.6g	2.0g	n-3系脂肪酸は，皮膚の健康維持を助ける栄養素です。	本品は，多量摂取により疾病が治癒したり，より健康が増進するものではありません。1日の摂取目安量を守ってください。
亜鉛	2.64mg	15mg	亜鉛は，味覚を正常に保つのに必要な栄養素です。亜鉛は，皮膚や粘膜の健康維持を助ける栄養素です。亜鉛は，たんぱく質・核酸の代謝に関与して，健康の維持に役立つ栄養素です。	本品は，多量摂取により疾病が治癒したり，より健康が増進するものではありません。亜鉛の摂り過ぎは，銅の吸収を阻害するおそれがありますので，過剰摂取にならないよう注意してください。1日の摂取目安量を守ってください。乳幼児・小児は本品の摂取を避けてください。
カリウム	840mg	2,800mg	カリウムは，正常な血圧を保つのに必要な栄養素です。	本品は，多量摂取により疾病が治癒したり，より健康が増進するものではありません。1日の摂取目安量を守ってください。腎機能が低下している方は本品の摂取を避けてください。
カルシウム	204mg	600mg	カルシウムは，骨や歯の形成に必要な栄養素です。	本品は，多量摂取により疾病が治癒したり，より健康が増進するものではありません。1日の摂取目安量を守ってください。
鉄	2.04mg	10mg	鉄は，赤血球を作るのに必要な栄養素です。	
銅	0.27mg	6.0mg	銅は，赤血球の形成を助ける栄養素です。銅は，多くの体内酵素の正常な働きと骨の形成を助ける栄養素です。	本品は，多量摂取により疾病が治癒したり，より健康が増進するものではありません。1日の摂取目安量を守ってください。乳幼児・小児は本品の摂取を避けてください。
マグネシウム	96mg	300mg	マグネシウムは，骨や歯の形成に必要な栄養素です。マグネシウムは，多くの体内酵素の正常な働きとエネルギー産生を助けるとともに，血液循環を正常に保つのに必要な栄養素です。	本品は，多量摂取により疾病が治癒したり，より健康が増進するものではありません。多量に摂取すると軟便（下痢）になることがあります。1日の摂取目安量を守ってください。乳幼児・小児は本品の摂取を避けてください。
ナイアシン	3.9mg	60mg	ナイアシンは，皮膚や粘膜の健康維持を助ける栄養素です。	本品は，多量摂取により疾病が治癒したり，より健康が増進するものではありません。1日の摂取目安量を守ってください。
パントテン酸	1.44mg	30mg	パントテン酸は，皮膚や粘膜の健康維持を助ける栄養素です。	
ビオチン	15μg	500μg	ビオチンは，皮膚や粘膜の健康維持を助ける栄養素です。	
ビタミンA	231μg	600μg	ビタミンAは，夜間の視力の維持を助ける栄養素です。ビタミンAは，皮膚や粘膜の健康維持を助ける栄養素です。	本品は，多量摂取により疾病が治癒したり，より健康が増進するものではありません。1日の摂取目安量を守ってください。妊娠3か月以内又は妊娠を希望する女性は過剰摂取にならないよう注意してください。
ビタミンB_1	0.36mg	25mg	ビタミンB_1は，炭水化物からのエネルギー産生と皮膚や粘膜の健康維持を助ける栄養素です。	本品は，多量摂取により疾病が治癒したり，より健康が増進するものではありません。1日の摂取目安量を守ってください。
ビタミンB_2	0.42mg	12mg	ビタミンB_2は，皮膚や粘膜の健康維持を助ける栄養素です。	
ビタミンB_6	0.39mg	10mg	ビタミンB_6は，たんぱく質からのエネルギーの産生と皮膚や粘膜の健康維持を助ける栄養素です。	
ビタミンB_{12}	0.72μg	60μg	ビタミンB_{12}は，赤血球の形成を助ける栄養素です。	
ビタミンC	30mg	1,000mg	ビタミンCは，皮膚や粘膜の健康維持を助けるとともに，抗酸化作用を持つ栄養素です。	
ビタミンD	1.65μg	5.0μg	ビタミンDは，腸管でのカルシウムの吸収を促進し，骨の形成を助ける栄養素です。	
ビタミンE	1.89mg	150mg	ビタミンEは，抗酸化作用により，体内の脂質を酸化から守り，細胞の健康維持を助ける栄養素です。	
ビタミンK	45μg	150μg	ビタミンKは，正常な血液凝固能を維持する栄養素です。	本品は，多量摂取により疾病が治癒したり，より健康が増進するものではありません。1日の摂取目安量を守ってください。血液凝固阻止薬を服用している方は本品の摂取を避けてください。
葉酸	72μg	200μg	葉酸は，赤血球の形成を助ける栄養素です。葉酸は，胎児の正常な発育に寄与する栄養素です。	本品は，多量摂取により疾病が治癒したり，より健康が増進するものではありません。1日の摂取目安量を守ってください。葉酸は，胎児の正常な発育に寄与する栄養素ですが，多量摂取により胎児の発育が良くなるものではありません。

6-2 特定保健用食品

6-2-1 特定保健用食品とは

　国民が健やかで心豊かな生活を送るためには，一人一人がバランスのとれた食生活を送ることが重要である。さらに，国民が日常の食生活で不足する栄養素を補給する食品や特定の保健の効果を有する食品を適切に利用することのできる環境整備を行うことが必要となる。そのためには，国民が様々な食品の機能を十分に理解できること，正確で十分な情報提供が行われること等の具体策が必要であり，これらについて三次機能を有する食品において表示できる内容を充実させることが必要となった。このような背景において制度化されたのが特定保健用食品である。

　生活習慣病の発症の予防の上から，含まれる食品成分によって体調を整えるはたらきがあること（保健の用途）ならびにヒトにおける有効性，摂取量，安全性などが医学的・栄養学的に証明された食品である。

　関与成分（有効成分）には，オリゴ糖，食物繊維，乳酸菌，ペプチド類，タンパク質，脂質成分，などの多くの成分がある。

表6-2　特定保健用食品ができるまで

1）商品企画
・関与成分の基礎的研究
・関与成分の決定
・食品形態、商品のデザイン
2）商品開発
・開発した食品を用いた有効性、安全性、安定性の試験の実施
3）申　請
・書類を取りまとめて申請へ
4）審　査
・薬事・食品衛生審議会および食品安全委員会における有効性、安全性などの評価
5）許可取得
・消費者庁より表示の許可

6-2-2 特定保健用食品の開発

　特定保健用食品としての許可には，個々の食品の研究・開発の過程において，① 試験管レベル，細胞レベルや動物実験による有効性試験，② ヒトに対する有効性試験，③ 動物やヒトに対する安全性試験，④ 関与成分の分析が厳密に行われる，などの科学的根拠をもとに，その製品の中に含まれる成分が健康の保持・増進に役立つという証明が必要となる。適正と判断されたものについては，健康の保持・増進に役立つという保健の用途の表示が許可される。

6-2-3 新しい特定保健用食品制度の創設

　平成17年に，これまでの特定保健用食品の許可制度を維持した上で，

科学的根拠に基づく表示内容の一層の充実を図るために「健康食品」に係る制度の見直しが行われた。特定保健用食品については，次の通りに分類された。

図6-2 特定保健用食品のマーク
（疾病リスク低減表示・規格基準型を含む）

(1) 特定保健用食品（個別審査型）

これまで通りに，個別に審査された特定保健用食品をいう。

(2) 特定保健用食品（疾病リスク低減表示）

特定保健用食品において，「疾病リスクの低減に資する旨の表示」が認められた。許可される表示の内容は，関与成分の摂取による疾病リスクの低減が医学的・栄養学的に認められ確立されているもののみとされている。現在の科学的知見の範囲においては，「若い女性のカルシウム摂取と将来の骨粗鬆症になるリスクの関係」と「女性の葉酸摂取と神経閉鎖障害を持つ子どもが生まれるリスクの関係」の2つがあげられている。

〈表示の例〉
この食品はカルシウムを豊富に含みます。日頃の運動と適切な量のカルシウムを含む健康的な食事は，若い女性が健全な骨の健康を維持し，歳をとってからの骨粗鬆症になるリスクを低減するかもしれません。

(3) 特定保健用食品（規格基準型）

これまで許可を受けている特定保健用食品のうち，下記の基準を満たすものについて，順次，規格基準の作成検討を進める。

① 許可件数が100件を超えている保健の用途に係る関与成分であること。
② 最初の許可などから6年以上経過している（その6年間に健康被害が出ていないもの）。
③ 複数の企業が当該保健の用途を持つ当該関与成分について許可等を取得している。

(4) 条件付き特定保健用食品

科学的根拠について，従来の特定保健用食品と比べて，① 作用機序，② 有効性を確認する試験の方法，の2方向から審査基準を緩和して「条件付き」と付して許可したものである。

〈許可表示の例〉

「○○を含んでおり，根拠は必ずしも確立されていませんが，△△に適している可能性がある食品です。」

図6-3　条件付き特定保健用食品のマーク

6-2-4　特定保健用食品利用上の注意

　特定保健用食品は，あくまでも食品であり，食生活における食品の選択肢の1つとして利用するべきものである。また，食品によっては，摂取するタイミングを配慮する必要がある場合もある。特定保健用食品については，食品選択時や摂取中の段階で，次のことを考慮して，わからない時にはメーカーや管理栄養士などに相談する必要がある。

(1) 食品選択時

① バランスのとれた食生活を行っているか，本当に必要か，商品の品質や信頼性などに問題はないか，のチェックができるか，どうしたらできるかを考える。

② 有効性とともに安全性や摂取上の注意点も考える。またバランスのとれた食生活，運動や休養が重要であることを忘れてはいけない。

(2) 食品利用時

① 全ての方に効果が期待できるわけではないので，過大な期待をしてはいけない。

② 病気の方は医師などの医療関係者のアドバイスを受けて摂取する必要がある。

③ 体調に異常を感じたときは，摂取を中止して医療機関で受診したり，保健所にも相談する必要がある。

6-3 機能を有する成分

6-3-1 整腸作用に関する成分

(1) 整腸作用の意義

整腸作用とは，排便回数，便性状を改善する作用のみを指す場合と，排便状況改善のメカニズムである腸内菌叢バランスの改善作用を含む場合がある。特に，腸内乳酸菌と生体の関係が注目され，抗アレルギー・抗感染症・抗がん・血圧低下などへの研究が盛んに行われ，予防医学における整腸作用の意義が解明されてきた。

表6-3 乳酸菌の持つ作用

① 乳酸や酢酸を生成し腸内を酸性に傾けることで、病原菌の感染から体を守る。
② 腐敗細菌の発育を抑え、腸内腐敗産物の産生を抑制する。
③ ビタミンB群の産生
④ 腸のぜん動運動を促し、便秘を防止する。
⑤ 細菌性下痢の予防と治療
⑥ 体の免疫力の増進
⑦ 発がん物質の分解

(2) 関与成分

関与成分として整腸作用を有する成分を含む食品は，消費者庁から「おなかの調子を整える」という表示が許可されている。関与成分により，オリゴ糖類を含む食品，乳酸菌類を含む食品，食物繊維類を含む食品の3種類に分類される。

(a) オリゴ糖類

特定保健用食品に利用されているオリゴ糖類には，キシロオリゴ糖，大豆オリゴ糖，フラクトオリゴ糖，イソマルトオリゴ糖，乳果オリゴ糖，ラクチュロース，ガラクトオリゴ糖，ラフィノース，コーヒー豆マンノオリゴ糖がある。オリゴ糖類を含む食品には，飲料，調味酢，テーブルシュガー，菓子類，豆腐，菓子パンがある。

オリゴ糖の機能 オリゴ糖類は，胃や小腸の消化液の影響を受けにくく，そのまま大腸などの消化管下部に到達し，乳酸菌などの善玉乳酸菌に栄養源として利用される。腸内細菌を増殖させることで便通を改善する。

また，オリゴ糖は，一般に，吸湿作用が強く，オリゴ糖を摂取すると，オリゴ糖は多量の水分を吸着して，消化管中を移動し，また，大腸の内容物の水分含量を増加させて排便量を増やして便通を改善する。

(b) 乳酸菌

腸内にはビフィズス菌や乳酸菌等の生体にとって好都合な菌（善玉菌）とアンモニアなどを生成する生体に不都合な腐敗菌（悪玉菌）があ

る。乳酸菌類を含む食品は，善玉菌そのものが関与する成分となっている。乳酸菌を含む食品には，乳酸菌飲料やはっ酵乳がある。

乳酸菌の機能 口から摂取した乳酸菌は胃酸や胆汁（消化液）により，ほとんどが死滅するといわれている。たとえ，乳酸菌が腸まで辿り着いたとしても，腸内細菌として定着させることが困難である。そこで，酸耐性乳酸菌を利用して関与する成分としている。

乳酸菌類には，ラクトバチルス GG 株，ビフィドバクテリウム・ロンガム BB536，L. アシドフィルス SBT2062，B. ロンガム SBT2928，L. アシドフィルス CK92 株，L. ヘルペティカス CK60 株，*Lactobacillusu delbrueckii* subsp. *Bulgaricus* 2038 株と *Streptococcussalivarius* subsp. Thermophilus 1131 株，ヤクルト菌（L. カゼイ・シロタ株），B. ブレーベ・ヤクルト株，*Bifibobacterium lactis* FK120，*Bifidobacterium lactis* LKM512，カゼイ菌 SP 株とビフィズス菌 SP 株，などがある。

(c) 食物繊維

食物繊維には，セルロース，ヘミセルロース，リグニンやキチンなどの不溶性食物繊維と，ペクチン，グアガムなどの水溶性食物繊維がある。食物繊維類の関与成分には，ポリデキストロース，サイリウム，種皮由来の食物繊維，難消化デキストリン，グアガム分解物，小麦ふすま，低分子化アルギン酸ナトリウム，ビール酵母由来の食物繊維，寒天涯来の食物繊維などがある。

食物繊維類を含む食品には，飲料，シリアル，スナック麺，乾燥粉末スープなどがある。

食物繊維の機能 必ずしも単純に機能を分けることはできないが，一般に不溶性食物繊維は糞便量をふやすことによる整腸作用の効果が大きいとされている。これは，食物繊維類は腸を刺激することや糞便量を増加させることにより排便を促している。また，食物繊維自体が水分を多量に吸収する作用を持ち，便をやわらかくして排便を促進する。

6-3-2　カルシウム吸収促進成分

(1) カルシウム吸収促進成分の意義

人の食品からのカルシウム吸収率は，牛乳で53％，小魚で38％，野菜で18％程度である（兼松重幸：成人における各種食品中のカルシウム利用並びにカルシウム所要量に関する研究. 栄養と食糧 6:135-147, 1953）。また，日本人の食生活の特徴であるカルシウム摂取不足及び生活習慣病の1つである骨粗鬆症予防の観点から，カルシウム吸収促進成分の摂取は重要である。

(2) カルシウムの吸収機構

1つは十二指腸から小腸上部において行われる能動輸送であり、もう1つは、小腸下部にかけて行われる拡散輸送である。前半部分での能動輸送では活性型ビタミンDやカルシウム結合タンパク質が関与し、物質が濃度勾配に逆らって輸送されるものである。後半部分での単純拡散による吸収は、カルシウム投与量が増すに従い直線的に上昇していく。すなわち、食事性カルシウム量が少ないときは、能動輸送による吸収にかなり依存するが、食事からのカルシウム量が十分にある時は、この2つの吸収の仕組みにより吸収される。

食事因子として、乳糖、タンパク質やペプチド、ビタミンDはカルシウムの吸収を促進する。一方、食事由来のリン酸、シュウ酸、フィチン酸、カフェインや食物繊維は、カルシウムを不溶化または吸着して吸収を抑制するという。低脂肪食の長期摂取は、胆汁や胆汁酸塩の分泌を減少させ、小腸における脂肪酸量を増加させる。その結果カルシウムは脂肪酸と不溶性の石けんを形成し排泄させるために、カルシウム吸収量が減少させる。

(3) 関与成分

カルシウム吸収促進の関与成分としては、カゼインホスホペプチド（CPP）、クエン酸リンゴ酸カルシウム（CCM）、ポリグルタミン酸およびフラクトオリゴ糖がある。

(a) カゼインホスホペプチド（CPP）

CPPは牛乳の主要タンパク質であるカゼインに酵素を作用させて得られる部分分解物で、カルシウムとリンなどが結合してできる不溶性塩の生成を防止し、カルシウムが吸収しやすい状態にして、小腸下部での溶解性カルシウムの量を増加させる。

CPPを含む食品には、とうふや清涼飲料水がある。

(b) クエン酸・リンゴ酸カルシウム（CCM）

CCMは、カルシウムに酸味料として使われるクエン酸とリンゴ酸を一定の比率で配合したものである。カルシウムは、消化器内で酸やアルカリの作用を受けて溶解性が変わり、吸収のされ方が変わりやすいミネラルであるが、CCMはそうした影響を受けず、常にカルシウムが溶けた状態にあって吸収されやすいように設計されている。

CCMを含む食品には、清涼飲料水がある。

(c) ポリグルタミン酸

ポリグルタミン酸はD-グルタミン酸とL-グルタミン酸がおよそ8：2の比率で存在するアミノ酸の高分子であるが、日本国内では食品添加物（旧天然添加物）として認められた物質であった。ポリグルタミン酸

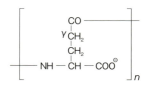

ポリグルタミン酸
(Poly-γ-Glutamic Acid)の構造式

は，カルシウムとリン酸などとの不溶物の生成を防止して，腸管でのカルシウムの吸収を助ける働きがある。

ポリグルタミン酸を含む食品には，顆粒状食品がある。

(d) フラクトオリゴ糖

フラクトオリゴ糖は，玉ねぎ，ごぼう，バナナ，蜂蜜など天然の食物に含まれているオリゴ糖で，胃や小腸で消化されることなく大腸まで届き，自らが栄養源となることでビフィズス菌を増やす。これにより整腸作用を持つ。腸内細菌が大腸でフラクトオリゴ糖を利用する際，酢酸・プロピオン酸・酪酸などの短鎖脂肪酸が生成され，これらの酸がカルシウムを溶解して吸収されやすい形に変える。

また，短鎖脂肪酸は，大腸内を酸性にするだけでなく，消化管の内側にある粘膜細胞の膜をカルシウムが通り抜けやすくする。さらに，カルシウムが，小腸粘膜細胞から血液中に入る際にカルビンディン D9k というタンパク質を必要とするが，フラクトオリゴ糖にはこのタンパク質を増やすはたらきもある。

フラクトオリゴ糖を含む食品には，テーブルシュガー，コーヒー飲料，とうふ，錠菓，乳飲料や粉末清涼飲料がある。

6-3-3　コレステロール低下作用に関する成分

(1) コレステロール低下作用成分の意義

動脈硬化性疾患，特に心筋梗塞などの心血管系疾患と，脳梗塞・脳卒中などの脳血管障害による死亡は，がん，心疾患，肺炎に続き大きな位置を占め，統計上 9% に及んでいる（2014 年 厚生労働省）。

動脈硬化の発症・進展は多様な危険因子の重なりによって引き起こされることが，Framingham 研究を代表とする多くの疫学研究成果により証明されてきた。その中で，最も重要な因子として高コレステロール血症が確立し，その対策に最も重点が置かれてきた。

分子生物学や細胞生物学の進歩とともに，高コレステロール血症において，コレステロールを含む特定の成分やリポタンパク代謝異常と動脈硬化惹起との関係が解明され，動脈硬化性疾患リスク指標として，2007 年より血液中の LDL コレステロール濃度に着目することとなった。

血中コレステロールを原料として，肝臓で作られた胆汁酸は小腸へ分泌される。小腸へ分泌された胆汁酸の一部は再吸収され，肝臓へ戻り，再利用される（腸肝循環）。現在までに，特定保健用食品として表示が許可された食品で血清コレステロール低下作用を示す食品素材は，腸肝循環を介して作用を示すものである。

高コレステロール血症の食事療法の要点となる食事療法のポイントを

示した（表6-4）。コレステロール低下作用成分は，食事療法を効果的に行う際に，利用可能な素材となる。

表6-4　高コレステロール血症の食事療法のポイント

1. 摂取エネルギー量の制限
   標準体重［22×（身長m)^2］kgあたり30 kcal/日を標準とする。
   肥満者では25 kcal/日
2. コレステロール摂取量の制限
   300 mg/日以下を目標とする。
   重症高コレステロール血症では150〜250 mgに制限する。
3. 脂肪の摂取量制限と脂肪酸組成の変更
   脂肪摂取量を総エネルギー量の25％以下にする。
   飽和脂肪酸制限 ＝ 多価不飽和脂肪酸の相対的増量
4. 食物繊維摂取量の増加

(2) 関与成分

(a) 大豆タンパク質，リン脂質結合大豆ペプチド

大豆タンパク質は，摂取後にタンパク質消化酵素で処理された後の非消化画分が，胆汁酸と結合して体外に排泄させる。新たな胆汁酸の生成を促進するためにコレステロールが消費されて，血中コレステロールが低下すると考えられている。

リン脂質結合大豆ペプチドは，大豆タンパク質の分解物（ペプチド）に，リン脂質という成分を加え結合させ，更に胆汁酸との結合作用を高めた素材である。

大豆タンパク，リン脂質結合大豆ペプチドを含む食品には，ソーセージ類，ミートボール，ハンバーグ，はっ酵豆乳，調整豆乳，乾燥スープ，清涼飲料水，粉末清涼飲料がある。

(b) 植物ステロールエステル，植物ステロール，植物スタノールエステル，植物性ステロール

植物ステロールは，野菜，大豆や米に含まれるステロール骨格を持つ成分であり，遊離の状態か脂肪酸やフェノール酸とのエステル（植物ステロールエステル）などで存在する。植物ステロールは，主なものとしては，β-シトステロール，カンペステロール，スティグマステロール，ブラシカステロールなどがある。

基本的な分子骨格に二重結合を持ち，この二重結合が加水分解されると不飽和植物ステロールは飽和植物スタノールになる。

コレステロールは，脂溶性であるため消化過程で，胆汁酸によって乳化し，ミセル構造として水に溶けて吸収される。植物ステロールエステル，植物ステロール，植物スタノールエステル，植物性ステロールは，消化後，食事由来のコレステロールと置き換わって胆汁酸ミセルに取り込まれて排泄される。コレステロールは，ミセル化されずに，体内に吸

収されることなく排泄され，血清コレステロールが低下すると考えられている。

植物ステロールエステル，植物ステロール，植物スタノールエステル，植物性ステロールを含む食品には，食用調理油，マーガリンや調味料がある。

β-シトステロール　　カンペステロール

スティグマステロール　　ブラシカステロール

(c) キトサン

キトサンは，N-アセチル-D-グルコサミンが鎖状に長く結合したアミノ多糖のキチンよりアセチル基を除去して得られた多糖である。主としてD-グルコサミン単位からなる成分で，酸の水溶液に溶ける。

キトサンは，腸内で胆汁酸や食事由来のコレステロールなどと結合し，そのまま体外に排泄させる。そのため，胆汁酸の再吸収や食事由来のコレステロールの吸収が抑制され，血中コレステロールが低下する。

キトサンを含む食品には，即席麺，ビスケット類，ソーセージ類や粉末清涼飲料がある。

(d) 低分子化アルギン酸ナトリウム，サイリウム種皮由来の食物繊維

アルギン酸は海藻由来の難消化性の水溶性食物繊維として分類されている。アルギン酸の分子量は，20万から200万の高分子量で粘性が高いために，水溶性の食品素材として使いにくい面もある。

一方，酵素を用いて低分子化したアルギン酸は，さらに水溶性が増して粘性が低くなるが，血清コレステロール濃度上昇抑制効果が認められている。現在，5万から10万に低分子化した低分子化アルギン酸が開発され，血清コレステロール低下機能を有する食品素材として利用されている。

サイリウムはオオバコ科の植物でヨーロッパの地中海地区やインドで栽培されている。種子は薄くて白い半透明の膜で覆われている。この膜

が外皮であり，水に浸すと種子全体が膨れてくる。サイリウム種皮外皮を粉砕して得られる多糖類は，水に溶ける性質を持つ食物繊維である。

低分子化アルギン酸ナトリウム，サイリウム種皮由来の食物繊維は，消化管内で水に溶解してゲルを形成する。これがコレステロールや胆汁酸の吸収を抑制して，血中コレステロールが低下する。低分子化アルギン酸ナトリウム，サイリウム種皮由来の食物繊維を含む食品には，清涼飲料水，果実飲料，乾燥スープ，粉末ゼリー飲料，ゼリー飲料や即席麺がある。

(e) ブロッコリー・キャベツ由来の天然アミノ酸

ブロッコリーやキャベツには天然アミノ酸の1つであるS-メチル-システインスルホキシドが含まれている。このアミノ酸は，ラットを用いた動物実験による結果から，コレステロールから胆汁酸に代謝する律速酵素であるコレステロール 7α-ヒドロキシラーゼを活性化し，糞便中へ胆汁酸の排泄を促進することが明らかになっている。

ブロッコリー・キャベツ由来の天然アミノ酸を含む食品には，清涼飲料水がある。

6-3-4 血圧降下作用成分

(1) 血圧調節因子

血圧はさまざまな要因により調節されている。血圧を調節している主な要因として，以下の ①〜④ がある。

1) 神経による調節

血管には自律神経が通っており，自律神経は交感神経と副交感神経があり，それぞれ血管を収縮させたり，拡張させたりして血圧を調節している。

2) 体液性（ホルモン）による調節

血管を収縮させたり拡張させたりするホルモンがある。

① レニン・アンジオテンシン系：レニンは腎臓の傍糸球体装置から分泌される。血圧が低下してくると腎臓内の灌流圧が低下するので，その反動としてレニンを分泌し血圧を高めようとする。

② ナトリウムと血圧：身体の中に貯まった過剰なナトリウムを排泄させるため，ナトリウム利尿ホルモンが分泌され，これによって血管を収縮させて血圧を上昇させる。

3) 血管平滑筋による自己調節

血管の柔軟性を担う細胞を血管平滑筋というが，その筋自体が血流の増減に合わせて血管を収縮させたり，拡張させたりする機能を持っている。

(2) 血圧降下に関与する成分

(a) 酢　酸

摂取した酢酸が血管に入ると，酢酸はただちに細胞に取り込まれる。エネルギーとして使用した後，細胞からATP由来のアデノシンが老廃物として排出される。血管壁にはアデノシンレセプターと呼ばれる受容体があり，アデノシンが作動すると血管が拡張して，血管が広がると血液が流れやすくなり，血圧が低下する。

アデノシンはDNAやATPの材料となる重要なプリン体であるが，アデノシンそのものがアデノシンレセプターを介して様々な細胞間の調節に関わっている。神経伝達に対しても様々な作用が知られており，神経伝達物質としての定義には当てはまらないが，神経修飾物質とよばれている。

酢酸を含む食品には，食酢や清涼飲料水がある。

(b) 杜仲配糖体

杜仲葉配糖体（主にゲニポシド酸）が体の中に吸収されると副交感神経が刺激され，それにつながる末梢動脈の平滑筋を刺激して血管が拡張されるため，血流の抵抗が減少し，血圧の上昇を抑制する。

杜仲葉配糖体を含む食品には，清涼飲料水や茶系飲料水がある。

ゲニポシド酸の構造

(c) ペプチド【ラクトトリペプチド，かつお節ペプチド，サーディンペプチド，カゼインドデカペプチド，わかめペプチド，海苔オリゴペプチド（ノリペンタペプチド），ゴマペプチド，ローヤルゼリーペプチド，イソロイシルチロシン】

レニン・アンジオテンシン系とは，人体に備わる血圧調節機構の1つである。腎臓で産生されたレニンは肝臓でできたアンジオテンシノーゲンに作用してアンジオテンシンⅠを産生する。アンジオテンシンⅠはアンジオテンシン変換酵素（ACE）によりアンジオテンシンⅡに変換されて，昇圧物質として働く。ラクトトリペプチド，かつお節ペプチド，サーディンペプチド，カゼインドデカペプチドやわかめペプチドなどのペプチド類は，ACE阻害作用を示して血圧を低下させる。

ACE阻害ペプチド類を含む食品には，清涼飲料水，粉末清涼飲料，茶系飲料，乳酸菌飲料，果実・野菜飲料やゼリーがある。

表6-5　ACE阻害活性を示すペプチド類の主要な関与成分

① ラクトトリペプチド（Ile-Pro-Pro, Val-Prp-Pr）
② かつお節ペプチド（Leu-Lys-Pro-Asn-Met）
③ サーディンペプチド（Val-Tyr）
④ カゼインデカペプチド（Phe-Phe-Val-Ala-Pro-Phe-Pro-Glu-Val-Phe-Gly-Lys）
⑤ わかめペプチド（Phe-Tyr, Val-Tyr, Ile-Tyr）
⑥ 海苔オリゴペプチド（ノリペンタペプチド）(Ala-Lys-Tyr-Ser-Tyr)
⑦ ゴマペプチド（Leu-Val-Tyr）
⑧ ローヤルゼリーペプチド（Ile-Tyr, Val-Tyr, Ile-Val-Tyr）
⑨ イソロイシルチロシン（Ile-Tyr）

(d) γ-アミノ酪酸（Gamma-Amino Butyric Acid：GABA）

血圧は主に自律神経のうちの交感神経に支配されている。すなわち，交感神経の活動が活発になると血圧が上昇し，弱まると下降する。GABAは末梢でこの交感神経の亢進を抑え，血管の収縮に働くノルアドレナリン（ノルエピネフリン）の分泌を抑えて血圧を低下させる。

GABAを含む食品には，乳酸菌飲料や錠菓がある。

$$HOOC-CH_2-CH_2-\underset{H}{\underset{|}{\overset{NH_2}{\overset{|}{C}}}}-H \quad \text{GABAの構造}$$

6-3-5　貧血改善作用成分

ヘム鉄は，ポルフィリン環をもっており，中心に二価の鉄イオンがキレート結合している。動物体内では，タンパク質のグロビンが結合してヘムタンパク質として存在する。食品として空気にさらすとヘム分子中のFe^{2+}がFe^{3+}へと酸化される。

一方，野菜や穀類に含まれる鉄分を単に鉄もしくは非ヘム鉄という。ヘム鉄は，非ヘム鉄と比較して吸収性が高く体内での利用率が高まることが知られている。

ヘム鉄を含む食品には，清涼飲料水やゼリーがある。

6-3-6　虫歯予防効果作用に関する成分

虫歯の原因菌であるミュータンス菌が歯に付着し歯垢をつくり，食べ物の中に含まれる糖質を代謝し，歯垢の内部で酸をつくり出す。この酸が歯の成分であるカルシウムやリンを溶かし，虫歯が発生する。表6-6には，虫歯予防効果作用を示す関与成分（組み合わせを含む）の例を示した。

表6-6　虫歯予防効果作用を示す関与成分

① パラチノースと茶ポリフェノール
② マルチトールとパラチノースと茶ポリフェノール
③ マルチトールと還元パラチノースとエリスリトールと茶ポリフェノール
④ マルチトール
⑤ キシリトールと還元パラチノースとフクロノリ抽出物（フノラン）とリン酸-水素カルシウム
⑥ CPP-ACP（乳タンパク分解物）
⑦ キシリトールとフクロノリ抽出物（フノラン）とリン酸-水素カルシウム
⑧ リン酸化オリゴ糖カルシウム（POs-Ca）
⑨ キシリトールとマルチトールとリン酸-水素カルシウムとフクロノリ抽出物（フノラン）
⑩ 緑茶フッ素

(a) パラチノース，マルチトール，エリスリトール，還元パラチノース，キシリトール

パラチノースは，ショ糖の $α-1, 2$ 結合を転移酵素の作用により $α-1, 6$ 結合に作り替えたものである。また，マルチトール，エリスリトール，還元パラチノース，キシリトールは，アルデヒド基を持つ糖を還元してアルコールに変化させた化合物である。砂糖と異なりミュータンスレンサ球菌などのむし歯（う蝕）原因細菌に利用されず，歯垢も有機酸もつくらず，菌の増殖を抑えてむし歯の予防に役立。

パラチノースの構造

(b) 茶ポリフェノール

茶ポリフェノールには，虫歯の元となる菌をミュータンス菌の増殖を抑える作用を有する。

(c) フクロノリ抽出物（フノラン），リン酸-水素カルシウム

これらは，カルシウムと複合体を形成し，再石灰化を促進させる。

$R = SO_2 : CH_3 (100 : 15)$
$R' = H : SO_2 : CH_3 (73 : 20 : 4)$

フクロノリ抽出物（フノラン）の構造

(d) CPP-ACP（乳タンパク分解物）*

CPP-ACPに含まれるリン酸とカルシウムは，虫歯の始まりである脱

＊CPP-ACP は，CPP（Casein Phosphopeptide，カゼインホスホペプチド）と ACP（Amorphous Calcium Phosphate，アモルファスカルシウムフォスフェート）の複合体である。CPP は牛乳タンパク質を由来とする約 20 アミノ酸残基からなるペプチドだが，CPP が歯の構成元素であるカルシウムとリン酸からなる ACP（非結晶性で可溶性の性状を有するリン酸カルシウム）を包みこんで安定化し，リン酸カルシウムを過飽和状態にするといわれている。

灰を抑制し，再石灰化を促進する効果がある。また，酸性になった環境を中性に戻す緩衝作用という働きにも関与している。

(e) リン酸化オリゴ糖カルシウム（POs-Ca）

POs-Ca自身が100 mLの水に70 g以上溶ける性質を持っており，極めて溶解度の高いイオン性のカルシウム素材となる。また，POs-Caは唾液中のカルシウムとリン酸の不溶化を防いで溶解性を保ち，初期う蝕歯でのエナメル質の脱灰部にカルシウムイオンとリン酸イオンを効率よく供給し，再石灰化を促す，といわれている。

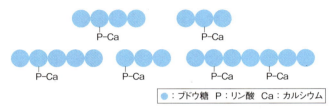

図6-4　POs-Caの構造模式図

(f) 緑茶フッ素

茶葉より抽出した緑茶抽出物で，茶葉由来の一定量のフッ素を含むものである。歯の表面を改善し，虫歯の原因と関係する酸に溶けない状態にすることで虫歯の予防が可能となる。

6-3-7　血糖低下作用に関する成分

(1) 血糖低下作用成分の意義

平成28年の国民健康栄養調査では，わが国には，糖尿病患者とその予備軍が2000万人いるといわれている。糖尿病の放置は，さまざまな合併症を引き起こし，また，糖尿病はメタボリックシンドロームの危険因子の1つになっており，心血管疾患を起こすリスクが高くなる。

糖尿病は，血中グルコース濃度が，適正値よりも高い状態が慢性的に続く病気で，血液中のブドウ糖を細胞へ届けるインスリンというホルモンの分泌不足や働きに異常が生じる。そして，糖尿病は発症の原因によって，「1型」と「2型」，「その他」に分類される。このうち，「2型」糖尿病は，遺伝的な要因に運動不足や食べ過ぎなどの生活習慣が加わって発症すると考えられている。2型糖尿病では，インスリンは分泌されているものの，働きが悪くて血糖値が下がらない（インスリン抵抗性）場合や，分泌そのものが減っている（インスリン分泌低下）場合がある。薬やインスリン注射による治療を行う前に，まずは食事療法や運動療法による予防や治療が必要となる。

食事の後には，だれでも血糖値が少し高くなるが，食後の血糖値が正常

範囲を超えて，異常に高くなる場合がある。このような食後高血糖を示す人は，糖尿病になりやすく，また動脈硬化を起こしやすいという特徴があり，心筋梗塞など心疾患を起こすリスクも高いこともわかっている。

(2) 関与成分

(a) 難消化性デキストリン

難消化性デキストリンは平均分子量 1,600 の多糖類で，構造の一部に通常のマルトデキストリン（易消化性）が有している結合以外の 1→2, 1→3 結合を有している。ジャガイモやトウモロコシなどのデンプンを焙焼したあとアミラーゼで加水分解し，分解されなかった難消化性の部分を取り出し精製される。甘味度は砂糖を 100 とした時，難消化性デキストリンは約 10 であり，粘度は他の水溶性食物繊維と比較して非常に低い。また，難消化性デキストリンは，腸内細菌に資化され，産生される短鎖脂肪酸が内容物の pH を低下させ，腸の蠕動運動を賦活化して排便を促し，あるいは腸内フローラの改善によって便通状態を改善する。

消化された糖質の一部は，小腸の粘膜に存在する二糖類の分解酵素と連結した糖輸送体の働きによって腸管から取り込まれるが，難消化性デキストリンは，この糖輸送体を阻害すると言われている。難消化性デキストリンを摂取すると糖の吸収に時間がかかり，食後の血糖値の上昇が抑制される。

難消化性デキストリンを含む食品には，茶系飲料，清涼飲料水，粉末清涼飲料，とうふ，即席みそ汁，乾燥スープや米飯類がある。

(b) グアバ葉ポリフェノール，小麦アルブミン

グアバはフトモモ科バンジロウ属に属する常緑樹であり，熱帯，亜熱帯地方に広く自生する。グアバ葉抽出エキスには，α-アミラーゼの阻害活性を有することが知られている。α-アミラーゼ阻害物質により，糖質の吸収を遅延し，インスリン分泌量を低下させることにより，肥満や糖尿病予防効果が期待される。

小麦中の水溶性タンパク質である小麦アルブミンには，α-アミラーゼ活性を阻害する。そこで，食事からの糖質からの急激な血中グルコース濃度の上昇を抑制し，インスリン分泌量も低下させる。

グアバ葉ポリフェノール，小麦アルブミンを含む食品には，茶系飲料や乾燥スープがある。

(e) L-アラビノース，豆鼓エキス

L-アラビノースは五炭糖の一種で，植物のゴム質，粘質物，細胞壁に存在している多糖類（アラビナン，アラビノキシラン，アラビノガラクタン）の構成成分である。小腸に存在するスクラーゼを阻害することに

より，スクロースの分解を抑制して血糖値の急激な上昇を抑制する。デンプンに対する血糖上昇に対しては抑制効果がない。

　豆鼓エキスは，大豆を麹で発酵させた中国の伝統食品である「豆鼓」から抽出された。「糖の吸収を遅らせる」，「血糖の上昇を抑える」などといわれてきた。ラットに単回経口投与した研究において，ショ糖負荷（2g/kg）時の血糖上昇を用量依存的に抑制したとの報告や糖尿病自然発症マウスに豆鼓エキスを長期間与えて血糖値上昇の抑制が示されている。

　L-アラビノース，豆鼓エキスを含む食品には，茶系飲料，甘味料や錠菓がある。

6-3-8　その他の機能成分

　骨の形成や健康維持に役立つ食品，食後の血中中性脂肪上昇調節や体に脂肪がつきにくい等の機能を有する食品成分が知られている。

(1) 骨の形成や健康維持に役立つ食品成分

　大豆イソフラボンは，骨からのカルシウムの溶出を防ぎ，乳塩基性タンパク質（MBP）やビタミンK_2は，骨の形成を促進することで骨密度を高める。

(2) 食後の血中中性脂肪上昇抑制や体脂肪がつきにくい食品成分

　食後の血中中性脂肪上昇抑制作用を示す食品成分には，（脂肪を消費しやすくする）等のグロビンタンパク分解物やウーロン茶重合ポリフェノールがある。また，体脂肪がつきにくい食品成分には，中鎖脂肪酸，茶カテキン，クロロゲン酸，コーヒー豆マンノオリゴ糖がある。

6-4 その他の食品機能

6-4-1 アレルギー低減化

アレルギー反応とは，本来病原細菌やウイルスを排除して自己を守るための免疫反応に異常をきたし，体内で炎症が生じている状態である。アレルギーを発症する患者の数は現在急速に増加しているが，この増加には栄養状態，環境，ストレスなどの要因が複合的に関与していると考えられている。

(1) アレルギー発症のメカニズム

アレルギー反応には4つの型があるが，中でも喘息，じん麻疹，鼻炎などの症状がおこるⅠ型のものが最も良く知られている。このタイプのアレルギー反応では，まずアレルギー反応を引き起こす物質（アレルゲン）が粘膜などから体内に侵入すると，抗原提示細胞によって取り込まれ，T細胞にアレルゲンの情報を提示する。T細胞には，細胞性免疫に関与するTh1細胞と液性免疫に関与するTh2細胞が存在するが，ここではTh2細胞がB細胞を活性化し，その結果免疫グロブリンE（IgE）という型の抗体が作られる。このIgEとアレルゲンがマスト（肥満）細胞とよばれる細胞の表面にある受容体と結合すると，マスト細胞からロイコトリエンやプロスタグランジン，ヒスタミンなどのケミカルメディエーターが分泌され，その作用によって炎症反応が生じる（図6-5）。マスト細胞が粘膜や皮膚などに多く存在するため，こうした炎症が皮膚や気管支・鼻の粘膜で起こり，皮膚炎や喘息，鼻炎などの症状があらわれる。

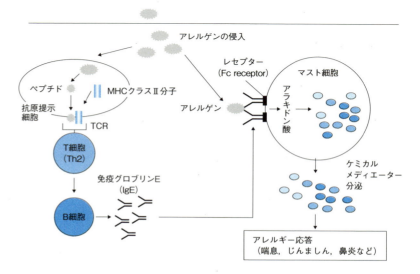

図6-5　Ⅰ型アレルギー反応のメカニズム

(2) 食品アレルギー

アレルギーの中でも食品をアレルゲンとするものを食品アレルギーとよぶ。食品アレルギーの特徴は発症年齢が低いことであるが，その要因として，① 消化管が未発達でアレルゲンが腸管壁から体内へ侵入しやすいこと，② 幼児の免疫系が Th2 型にかたよっている，などの可能性があげられている。

食品アレルギーでは，他の多くのアレルギーと違ってアレルゲンは口から消化管を通して体内に侵入する。一方，われわれは日常的に多くの食品を摂取しているが，通常は食品アレルギーを起こさない。このことは，消化管には取り込む物質がアレルゲンになるのを防ぐ特有のはたらきが備わっていることを示している。まず消化管では消化酵素が食品成分を分解し，アレルゲンとして認識されないようにしている。さらに，食品成分は腸管に点在するパイエル板というリンパ組織に入り，免疫応答を開始する。その結果，食品成分に特異的な免疫グロブリン A（IgA）を生産する B 細胞ができるが，この B 細胞が腸管でも IgA を生産し，この IgA が腸管内腔でアレルゲンの侵入を押さえるはたらきをしている。この機構を腸管免疫という（図6-6）。また，経口摂取した抗原に対しては全身の免疫系で抗原特異的に免疫応答を抑制する機構が存在することも知られており，経口免疫寛容とよばれている。これらのシステムが何らかの原因でうまくはたらかないときに，食品アレルギーが発症すると考えられる。

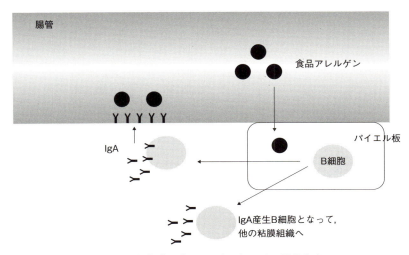

図6-6　免疫グロブリンA（IgA）による腸管免疫

ほとんどの食品がアレルゲンとなりうるが，食品アレルギーを引き起こす食品としては，卵，牛乳，小麦，ソバ，ピーナッツ，くるみ，エビ，カニ，大豆などが報告されている。特にアレルギー症状を誘発する

8品目（卵，乳，小麦，ソバ，落花生，くるみ，エビ，カニ）については，含有量にかかわらず食品容器包装への表示が義務づけられている。また，食品アレルゲンのほとんどは食品中のタンパク質であることが明らかになっている（表6-7）。

表6-7　食物アレルギー原因食品

食物	抗原別頻度(%)
卵	33.4
牛乳	18.6
小麦	8.8
そば	1.1
えび	2.5
ピーナッツ	6.1
くるみ	7.6

（令和3年度　消費者庁，食物アレルギーに関連する食品表示に関する調査研究事業報告書より）

(3) 食品によるアレルギーの抑制

食品中の成分がアレルギーを含む免疫系に影響を与えることが明らかになるにつれ，食品を利用して過剰なアレルギー反応を抑制しようという試みがなされるようになってきている。特徴的な試みについては以下にあげるが，炭水化物，脂質，タンパク質，ビタミン，ミネラルといった基本的な栄養素を必要量摂取することが免疫系の機能を適切に維持するのに必要であることは言うまでもない。

(i) 経口免疫寛容

経口免疫寛容は抗原特異的に免疫応答を抑制する反応であるため，アレルギー反応の治療への応用が期待されている。アレルゲンを経口摂取することによってアレルギーを治療しようという経口減感作療法が試みられており，ヒトでも効果があることが示されてきている。また，アレルゲンを経口摂取せずに舌下粘膜から吸収させることによって経口免疫寛容を誘導する方法も用いられている。

(ii) 腸内細菌

腸内細菌が宿主の免疫反応に大きな影響を与えることが明らかになってきており，正常な腸内菌叢の形成がアレルギー反応を抑制する可能性が示されている。これは，Th1/Th2細胞のバランスの正常化，経口免疫寛容の誘導強化，サイトカインの生産を介したアレルギー応答の抑制，腸管バリアの強化，などによるものと考えられている。そこで，ある種の乳酸菌をプロバイオティクス（腸内細菌のバランスを改善することによって宿主に有益な作用をもたらす微生物）を利用することにより，アレルギー反応を抑制しようという試みがなされている。有望なプロバイオティクスとしては，ラクトバチルス菌やビフィズス菌などがあげられる。また，同様にプレバイオティクス（特定の細菌を増殖させる

ことにより宿主に有用な作用をもたらす成分）を用いてアレルギーを抑制できる可能性もあり，難消化性多糖や各種オリゴ糖などが利用できる可能性がある。

(iii) 必須脂肪酸

アレルギー反応では，前述のようにマスト細胞などから炎症性のケミカルメディエーターが産生されることによってさまざまな症状がでる。ロイコトリエン，プロスタグランジン，ヒスタミンなどのケミカルメディエーターは，いずれもリノール酸，アラキドン酸などのn-6系列の必須脂肪酸から合成されるが，細胞膜に含まれる脂肪酸の組成は，食餌脂肪酸の変化によって大きく変動する。したがって，n-6系列脂肪酸摂取量を減らすことによって，ケミカルメディエーターの合成量を減らし，アレルギー反応を抑制できるのではないかと考えられている。また，n-3系列の脂肪酸の摂取によってアレルギー反応を抑制できることも示されている。こうした背景から，アレルギー反応の抑制効果を発揮させるためには，摂取する脂肪酸のn-6/n-3比を低く設定すべきとの考え方もある。

(iv) 低アレルゲン性食品

アレルギーの中でも，食品アレルギーは食品中のアレルゲン性を低下させることによって抑制することができる。そこで，主要なアレルゲンが同定されている米，牛乳，卵などを中心に低アレルゲン性食品の開発が行われている。食品の低アレルゲン化は，酵素によるアレルゲンタンパク質の分解によって行うことができる。米アレルギー患者向けの低アレルゲン米は，この方法で主要アレルゲンであるグロブリン，アルブミン，グルテンのアレルゲン性を除去して実用化されている。同じ方法で，牛乳の主要アレルゲンであるカゼインを低分子化した牛乳アレルギー患者用の調製粉乳も開発されている。こうした低アレルゲン性食品の開発では，栄養価や嗜好性を低下させない工夫も重要である。また，アレルゲンの含有量を減らした新たな品種の作出による低アレルゲン性食品の開発が，米，大豆，ソバなどで行われている。

6-4-2 食品の抗酸化能

われわれの体の中で発生する活性酸素によって体内成分が酸化される反応が生じていること，酸化の生成や蓄積がさまざまな疾病や老化を引き起こす可能性が，近年数多く示されてきている。こうした活性酸素の作用を抑制する活性を抗酸化能とよぶ。食品中には抗酸化能を示す成分が数多く存在しており，食事から摂取することによって体内でさまざまな機能を発揮するのではないかと期待されている。

(1) 活性酸素

われわれは，呼吸のために大量の酸素を体内に取り込み，嫌気生物と比較して効率の良いATP生成を行っている。大気中の酸素分子（分子状酸素）は基底状態において不対電子を2個もつ三重項状態であり，三重項酸素とよばれる。三重項酸素は他の分子との反応性が低いが，体内で還元される過程で，一部が非常に反応性の高い活性酸素とよばれる分子に変換される。活性酸素とは，基底状態の酸素分子に対して反応性の高い酸素分子種の総称である。狭義の活性酸素としては，スーパーオキシド（O_2^-），ヒドロキシルラジカル（・OH），過酸化水素（H_2O_2），一重項酸素（$^1O_2$）があげられる（図6-7）。スーパーオキシド，過酸化水素，ヒドロキシルラジカルは，それぞれ分子状酸素の一電子，二電子，三電子還元で生成する。一重項酸素は，一般には三重項酸素を色素存在下で光照射すると励起によって生じる。生体ではスーパーオキシドが生成しやすいが，生体物質と反応する性質が強いのはヒドロキシルラジカルであるとされている。一方，生体の中ではこれ以外に広義の活性酸素（表6-8）が生成する。活性酸素にはラジカルも非ラジカルも含まれるが，いずれも自身の電子の状態が不安定であり，他の分子から電子を奪ったり電子を付与したりすることによって安定化しようとする性質が強い。生体を構成する成分（タンパク質，脂質，DNA）などと活性酸素が反応すると生体構成成分の電子の状態が不安定になり，連鎖的に周囲の分子に反応が広がってしまう。こうした不安定な分子は分子状酸素との反応性も高くなり，酸素と結びつく酸化反応も引き起こす。こうした変性成分が蓄積することによって細胞の機能が損なわれ，様々な疾病や

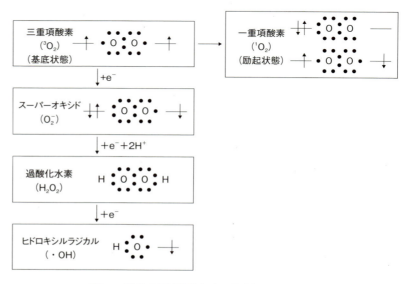

図6-7 狭義の活性酸素とその最外殻の電子配置

表6-8 広義の活性酸素

名称	式	主な由来／作用
ラジカル(不対電子を有する分子)		
三重項酸素	$^3O_2$	大気中に存在
スーパーオキシド	$O_2\cdot^-$	酸素の一電子還元産物
ヒドロキシルラジカル	$HO\cdot$	酸素の三電子還元産物
ヒドロペルオキシラジカル	$HOO\cdot$	
(アルキル)ペルオキシラジカル	$ROO\cdot$	脂質過酸化反応で生成する
アルコキシルラジカル	$RO\cdot$	脂質過酸化反応で生成する
一酸化窒素	$NO(NO\cdot)$	アルギニンから酵素反応で生成／血管内皮由来弛緩因子
ペルオキシニトリト	$ONOO^-$	スーパーオキシドとNOの反応で生じる
非ラジカル(不対電子をもたない分子)		
過酸化水素	H_2O_2	酸素の二電子還元産物／鉄や銅イオンの存在下でフェントン反応によりヒドロキシルラジカルを生じる
一重項酸素	$^1O_2$	$^3O_2$の色素存在下での光照射により生じる
(アルキル)ヒドロペルオキシド	$ROOH$	鉄の存在下で脂質ラジカルを生成する
次亜塩素酸	$HOCl$	食細胞などが産生し、殺菌作用をもつ

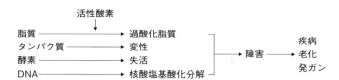

図6-8 生体における活性酸素の障害作用
(吉川敏一編著,『抗酸化物質のすべて』, 先端医学社)

細胞の老化が生じると考えられている（図6-8）。

(2) 活性酸素に対する生体防御

体内での活性酸素の発生に対し，われわれの体は抗酸化機構を備えている。これらは，抗酸化酵素（スーパーオキシドジスムターゼ（SOD），カタラーゼ，グルタチオンペルオキシダーゼ，チオレドキシン）と抗酸化物質に大別される。抗酸化物質としては，還元性物質（グルタチオン（GSH），コエンザイムQ（CoQ）），非酵素タンパク質（セルロプラスミン，メタロチオネイン），その他の低分子化合物（尿酸，ビリルビン）などがあげられる。

スーパーオキシドジスムターゼは

$$2O_2\cdot^- + 2H^+ \longrightarrow H_2O_2 + O_2$$

の反応を触媒し，スーパーオキシドを消去する働きをもつ（図6-9）。カタラーゼは，過酸化水素を分解して水と酸素を生じる反応

$$2H_2O_2 \longrightarrow H_2O + O_2$$

を触媒する酵素で，細胞内ではペルオキシソームに局在している。スーパーオキシドジスムターゼとカタラーゼは，好気生物が活性酸素を消去するのに中心的な役割を果たす酵素である。グルタチオンペルオキシダ

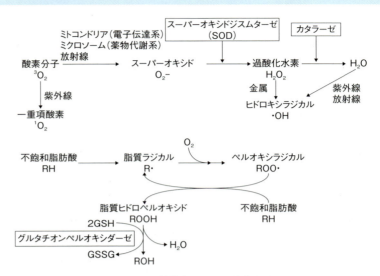

図6-9 活性酸素に対する生体防御

ーゼは，還元型グルタチオン（GSH）の酸化に共役して H_2O_2 および過酸化物（ROOH）を水やアルコールに変える反応

$$2GSH + ROOH \longrightarrow GSSG + ROH + H_2O$$

を触媒する酵素で，セレンを補欠分子族とする。この反応で生じた酸化型グルタチオン（GSSG）はグルタチオン還元酵素のはたらきによりGSHに戻る。チオレドキシンは，自身の -Cys-Gly-Pro-Cys- 配列に含まれる2つの -SH 基を活性中心として，様々なタンパク質のジスルフィド結合を酸化還元する。酸化されたタンパク質のS-S結合を還元修復することにより，不活性化されたタンパク質の活性を回復させるはたらきもある。

　生体内の抗酸化物質として最も重要だと考えられているのは，グルタチオン（L-γ-グルタミル-L-システイニルグリシン）である。グルタチオンは細胞内に数 mM という高い濃度で存在する主要な還元物質であり，他の分子のSH基を還元状態に維持する働きがある。セルロプラスミンは酵素ではないが，血中などでスーパーオキシドを消去している。メタロチオネインは分子内に存在する20個もの SH 基によってフリーラジカルを消去している。

(3) 食品由来の抗酸化物質

　われわれが日常摂取している食品には，ほとんどすべてに何らかの抗酸化物質が含まれていると言ってよい。ほとんどの抗酸化物質は植物由来であるが，この多くは，日光への暴露によって生じる酸化ストレスを移動によって避けることができない植物が，自らの酸化障害に対する防御として合成しているものであると考えられる。このような抗酸化物質を食品として摂取することにより，われわれの体の中でも活性酸素によ

る酸化ストレスを軽減する効果があるのではないかと期待されている。抗酸化物質として，われわれにとって摂取が必須である栄養素の中では，ビタミンC，ビタミンEがあげられる。また，植物色素や香辛料，生薬などからも多くの抗酸化物質が見いだされている。

(ⅰ) ビタミンE

ビタミンEは代表的な脂溶性抗酸化物質であり，*in vivo*, *in vitro* いずれでも抗酸化作用を発揮することが明らかになっている。ビタミンEには $\alpha, \beta, \gamma, \delta$-トコフェロールとトコトリエノールが存在し（図6-10），*in vitro* での抗酸化活性にはそれほど大きな差は見られない。しかし，食事から摂取したビタミンEの体内での抗酸化能を比較すると α-トコフェロールが最も活性が強い。これは，食事由来のビタミンEの肝臓から血中への輸送に，肝臓で α-トコフェロールと高い親和性で結合して，血中へ α-トコフェロールを輸送する輸送タンパク質（α-トコフェロール輸送タンパク質；α-TTP）が必要であるためであると考えられている。α-トコフェロールは生体膜やリポタンパク質の脂質層に存在し，抗酸化効果を発揮しているとされている（図6-10）。ビタミンE 1分子が2分子の脂質ペルオキシラジカル（LOO・）を捕捉する反応により，ビタミンEは脂質の過酸化反応を抑制する。

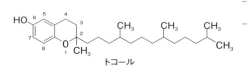

トコフェロール	トコール
α-	5,7,8-トリメチル
β-	5,8-ジメチル
γ-	7,8-ジメチル
δ-	8-メチル

トコトリエノール	
α-	5,7,8-トリメチル
β-	5,8-ジメチル
γ-	7,8-ジメチル
δ-	8-メチル

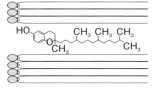

TocOH + LOO・ → TocO・ + LOOH
TocO・ + LOO・ → 不活性化物

図6-10 ビタミンEの構造と抗酸化作用

(ⅱ) ビタミンC

ビタミンC（アスコルビン酸）は壊血病を予防するビタミンとして知られている。これは，コラーゲンの生成と安定化のためにアスコルビン酸が必要とされることによる。また，ビタミンCは抗酸化能を有することも明らかにされている。アスコルビン酸は通常陰イオンの形で存在

しているが，一電子引き抜かれる反応によりモノデヒドロアスコルビン酸に酸化され，この過程でスーパーオキシドやヒドロキシルラジカルをはじめとする種々のラジカルを一電子還元により無毒化することができる（図6-11）。ビタミンCは水溶性ラジカルとの反応性が高く，前述のようにビタミンEは脂溶性ラジカルとの反応性が高い。生体内ではアスコルビン酸が生体膜表面でビタミンEラジカルを再生することが知られている。

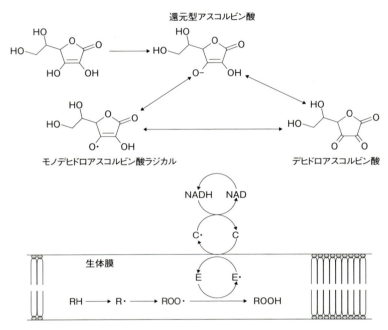

図6-11 ビタミンCの構造と抗酸化作用

(iii) カロテノイド

カロテノイドは長い共役二重結合をもち，イソプレノイド骨格を有する色素である。β-カロテンやリコペンなどのカロテンと，ルテインやアスタキサンチンなどのキサントフィルに大別される（2-2-1-(3)）。カロテノイドは一重項酸素からエネルギーを受け取り，酸素分子を基底状態に戻す働きがある（一重項酸素消去能）。エネルギーを受け取って励起されたカロテノイドは，熱エネルギーを放出して自身は基底状態に戻

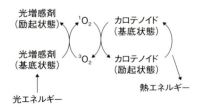

図6-12 カロテノイドの抗酸化作用

ることができる（図6-12）。この一重項酸素消去能は，長い共役二重結合に起因する。また，カロテノイドはペルオキシラジカルを二重結合に付加して共鳴安定化し，ラジカル連鎖反応を中断するラジカル捕捉作用も有している。

(iv) フラボノイド

フェノール性水酸基を複数有する化合物をポリフェノールと総称し，抗酸化能を有する化合物群として知られている。食品中のポリフェノールの多くは構造的にはフラボノイドに属する。野菜に含まれる代表的なフラボノールであるケルセチン，緑茶中に含まれるカテキン類，果実の色素成分であるアントシアニン類などがあげられる。また，フラボノイドの多くは糖が結合した配糖体（グリコシド）として存在する。フェノール性水酸基をもつフラボノイドは，ヒドロキシラジカル，スーパーオキシド，脂質ペルオキシラジカルのラジカルを捕捉する作用をもつ。このラジカル捕捉には，水素を供与するカテコール構造が重要であり，他に 2,3-二重結合，3,5 位の水酸基の存在が重要である。われわれはフラボノイドを 1 日数 10 mg～百数十 mg 程度摂取していると考えられているが，生体内への吸収量や吸収後の代謝は化合物によっても異なっており，摂取後の作用を考える上で考慮しなくてはならない（図6-14）。

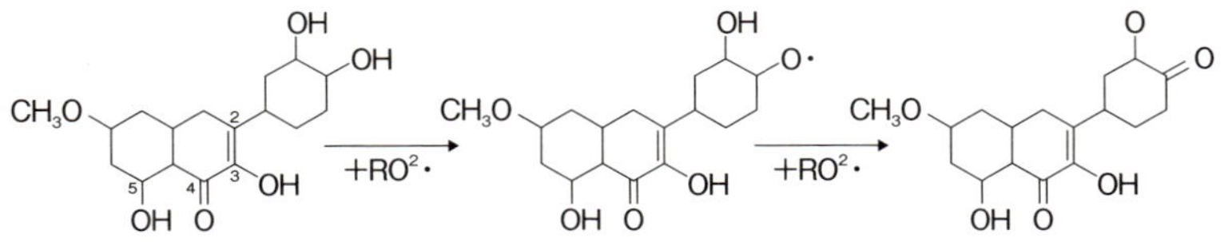

図6-13　カテコール構造とラジカル捕捉

その他に，ゴマ由来のセサミノールや香辛料であるターメリックの色素成分であるクルクミンなどのように，生体に取り込まれてから構造が変化して，強い抗酸化性を示す化合物も知られている（図6-15）。

(4) 食品中の酸化防止剤

空気中の酸素によって起こる食品の酸化は，食品衛生上重要な問題の 1 つである。特に油脂類が酸化されると，色や風味が悪くなり，消化器障害や栄養価の低下の原因となることもある。酸化による食品の品質低下を防止する目的で，抗酸化物質が酸化防止剤として使用されている。食品添加物として使用されている主な酸化防止剤を図6-16および表6-9に示した。

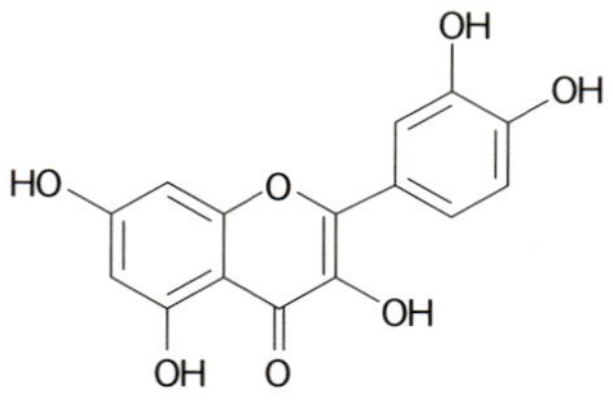

ケルセチン

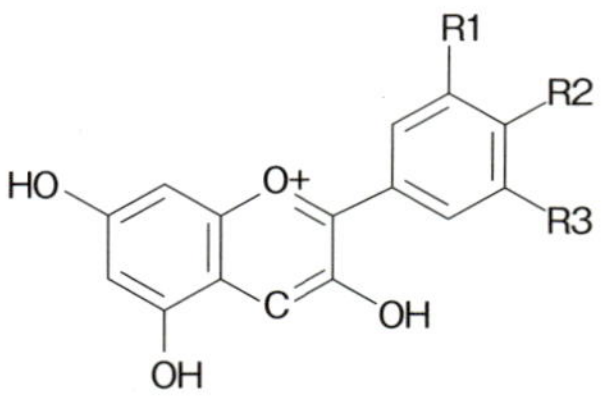

アントシアニン系の基本構造
ペラルゴジニン系　R1=H, R2=OH, R3=H
シアニジン系　　　R1=OH, R2=OH, R3=H
デルフィニジン系　R1=OH, R2=OH, R3=OH

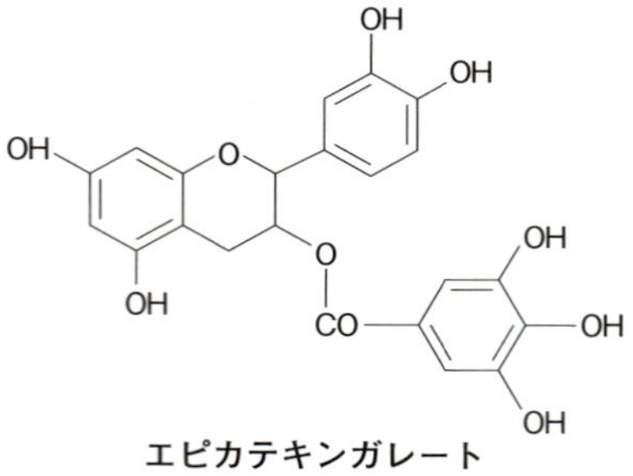

エピカテキンガレート

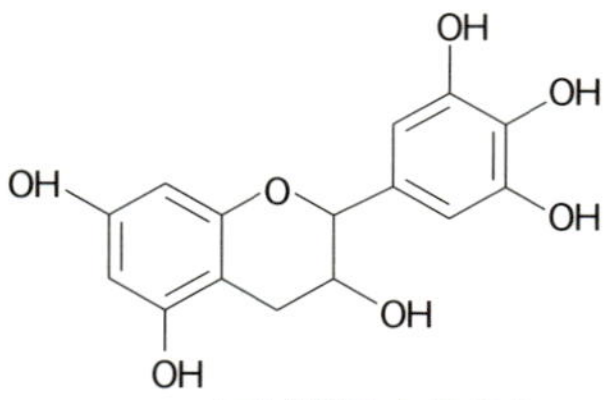

エピガロカテキン

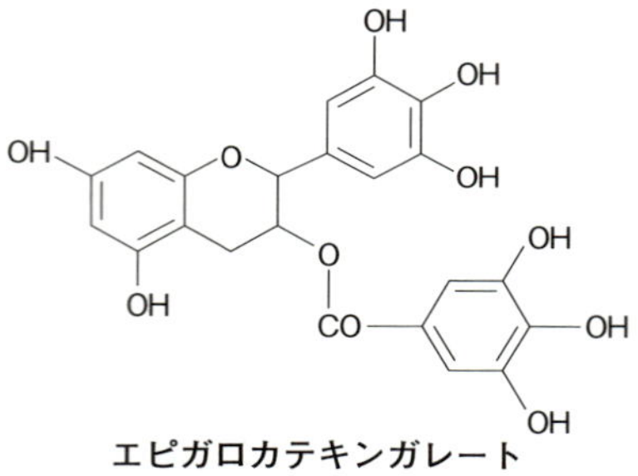

エピガロカテキンガレート

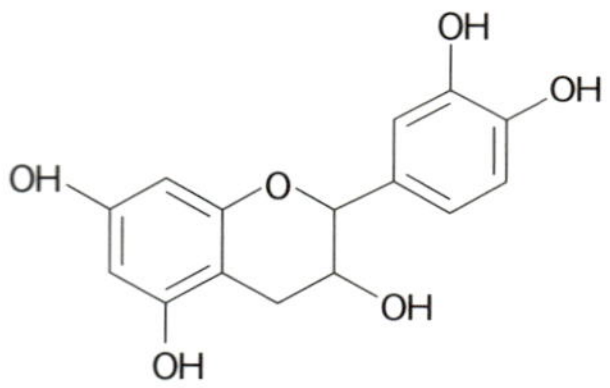

エピカテキン

緑茶カテキン

図6-14　フラボノイドの構造

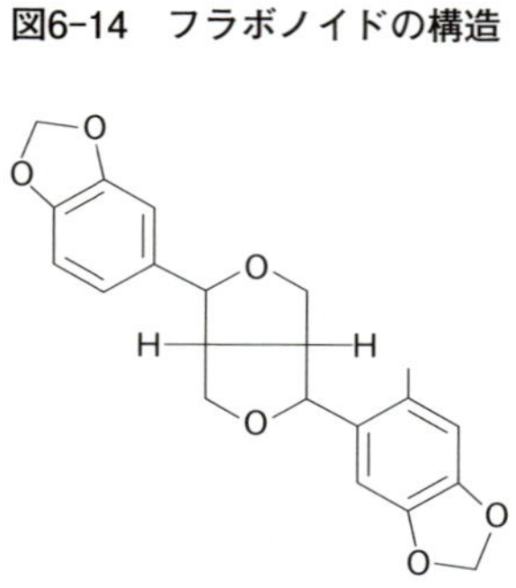

図6-15　セサミノールの構造

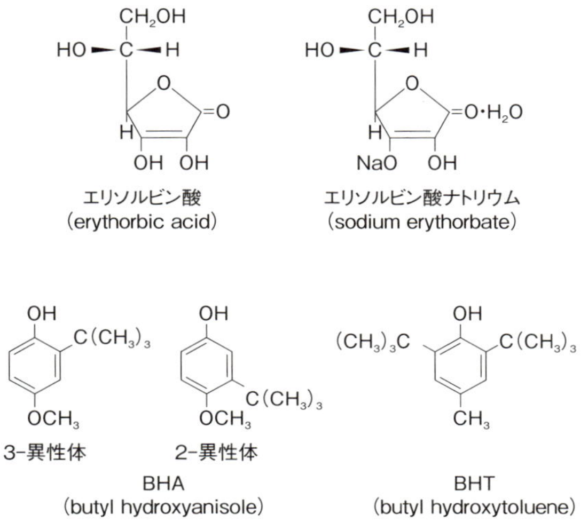

図6-16　食品添加物として許可されている主な合成抗酸化剤の構造

表6-9　食品添加物として使用されている主な酸化防止剤

品名	対象食品
L-アスコルビン酸(ビタミンC)	果実加工品, 漬物, 惣菜, など
エリソルビン酸(イソアスコルビン酸)	果実加工品, 魚介加工品, 農産物缶詰, 漬物, など
カテキン	水産加工品, 食肉加工品, 菓子, 油脂, 清涼飲料水, など
ジブチルヒドロキシトルエン(BHT)	油脂, 魚介乾製品, 魚介塩蔵品, 魚介冷凍品, チューインガム, など
トコフェロール(ビタミンE)	油脂, 油脂含有食品, 菓子類, など
ブチルヒドロキシアニソール(BHA)	油脂, 魚介乾製品, 魚介塩蔵品, 魚介冷凍品, など

参考文献

管家祐輔編著,『新版食品衛生学』, 光生館 (2004).

村上明, 森光康次郎編,『食と健康』, 丸善 (2002).

吉川敏一編者,『抗酸化物質のすべて』, 先端医学社 (1998).

上野川修一編集,『食品とからだ―免疫・アレルギーのしくみ』, 朝倉書店 (2003).

奥山治美・小林哲幸・浜崎智仁編,『脂質栄養学シリーズ3　油脂(あぶら)とアレルギー』, 学会センター関西　学会出版センター (1999).

索　引

■あ 行

亜鉛（Zn）　37
青葉アルコール　59
青葉アルデヒド　59, 60
アクリルアミド　92
アクロレイン　75
亜硝酸　76
亜硝酸塩　47
アシルグリセロール　18
アスコルビン酸　72, 89, 94
アスパラテーム　54
アスパルテーム　75
N-アセチル-D-グルコサミン　134
アノマー　8
アフラトキシンB_1　65
アミノ酸　23
　——，塩基性　25
　——，含硫　25
　——，酸性　25
　——，中性　25
　——，必須　25, 32
　——，非必須　25
　——，分岐鎖（分枝鎖）　25
　——，芳香族　25
γ-アミノ酪酸　137
α-アミラーゼ　79, 109, 140
β-アミラーゼ　79
アミロース　13
アミロペクチン　13
アラキドン酸　17
L-アラビノース　140
アリイナーゼ　62, 81
アリイン　62
アリシン　81
アリルイソチオシアネート　62, 63
アリルハイドロカーボン受容体　119
アルカリ性食品　37
アルギン酸　15
アルコールデヒドロゲナーゼ　82
アルデヒド　60
アルドース　7
アルブミン　27
アレルギー反応　142
アレルゲン　142
アンジオテンシノーゲン　136
アンジオテンシン I　136

アンジオテンシン II　136
アンジオテンシン変換酵素　136
安全性試験　126
アントシアニジン　50
アントシアニン　50
アントシアニン類　151

イソフムロン　56
イソフラボン　49, 119
イソマルトオリゴ糖　129
一次構造　28
一重項酸素　73, 146
遺伝子組換え食品　108
遺伝子組換え生物　108
遺伝子組換え添加物　110
イヌリン　14
イノシン酸　57, 84

ウロン酸　10
ウーロン茶重合ポリフェノール　141

エイコサペンタエン酸　17
エステル　61
エステル交換　20
エストロゲン　118
枝切り酵素　79
エリスリトール　10
エリソルビン酸　153
エリソルビン酸ナトリウム　153
塩化カリウム　55

オリゴ糖　10, 131, 129, 132

α-ヘリックス　28
AGE　88
FAD　39
FMN　39
HTST 法　100
IgA　143
IgE　142
IMP　84
NAD　39
NADP　39
n-3 系列の脂肪酸　145
n-6 系列の必須脂肪酸　145

■か 行

害虫抵抗性植物　111
貝　毒　66
過酸化水素　146
過酸化物価　20
カゼインドデカペプチド　136
カゼインホスホペプチド　26, 34
カタラーゼ　147
かつお節ペプチド　136
活性酸素　146
カテキン　51, 94
カテプシン　81
果糖ブドウ糖液糖　53
カフェイン　56, 131
カプサイシン　63
カラギナン　15
ガラクトオリゴ糖　129
ガラクトース　9
からし油配糖体　65, 82
カラメル　86, 90
カラメル化反応　86
カリウム（K）　36
カルシウム（Ca）　34, 130, 131, 132
カロテノイド　150
カロテノイド色素　48
β-カロテン　48, 150
γ-カロテン　150
環境ホルモン　116
還元パラチノース　138
感染症　129
寒　天　15
関与成分　126, 127

規格基準型　127
キサントプロテイン反応　31
キシリトール　10, 53, 138
キシロオリゴ糖　129
キチン　14, 130, 134
キトサン　14, 134
ギムネマ酸　58
キモシン　84, 109
キュアリング　101
吸着等温線　6
狂牛病　114

グアガム　130

索引

グアガム分解物　130
グアニル酸　57
グアバ葉ポリフェノール　140
クエン酸　54
クエン酸リンゴ酸カルシウム　131
ククルビタシン　56
クメストロール　122
グリコーゲン　14
グリコサミノグリカン　14
グリコシド結合　8
グリセリド　18
グリチルリチン　54
グリホサート　110
クルクミン　51, 151
クルクリン　58
グルコアミラーゼ　79
グルコサミン　10
α-グルコシダーゼ　79
β-グルコシダーゼ　80, 82
グルコース　9, 53
グルコースイソメラーゼ　80
グルコースオキシダーゼ　79
グルコマンナン　14
グルタチオン　147, 148
グルタチオンペルオキシダーゼ　147, 148
グルタミン酸ナトリウム　56
グルテリン　28
グルホシネート　110
グロビンタンパク分解物　141
グロブリン　27
クロロゲン酸　57
クロロフィル　46
くん煙　104

経口減感作療法　144
経口免疫寛容　144
血圧　135
結合水　4, 97
血糖値　140
血糖低下作用　139
ケトース　7
ケトン　60
ゲニステイン　122
ゲニポシド酸　136
ケルセチン　152
ケン化価　20

高圧処理　101
高オレイン酸大豆　113
交感神経　135
抗原提示細胞　142
酵素的褐変　83

酵素的酸化　68
硬タンパク質　28
コエンザイム Q　147
糊化　74
こく　58
コチニール色素　51
固定化酵素　85
コハク酸　57
個別審査型　127
小麦アルブミン　140
コレステロール　132, 134

CoQ　147

■さ　行

サイアミン　38
サイクラミン酸　54
サイリウム　130, 134
酢酸　54, 60, 136
サッカリン　54
サーディンペプチド　136
サブユニット　29
酸価　20
三次構造　29
酸性食品　37

2, 3, 7, 8-四塩化ジベンゾフラン　115
2, 3, 7, 8-四塩化ダイオキシン（TCDD）　115, 120
シクロデキストリン　12, 80
ジケトピペラジン　75
脂質　15
疾病リスク低減表示　127
自動酸化　69
脂肪酸　16
シュウ酸　35, 58, 131
自由水　4
準結合水　4
消化酵素　143
条件付き特定保健用食品　127
食品アレルギー　143
食品安全委員会　107
食品安全基本法　107
食品照射　101
食品の安全性　106, 107
食品の一次機能　1
食品の抗酸化能　145
食品の三次機能　1
食品の二次機能　1
植物スタノールエステル　133
植物ステロール　133
植物ステロールエステル　133

食物繊維　12, 126, 130, 131
　──，水溶性　130
　──，不溶性　130
除草剤耐性植物　109
自律神経　135
神経修飾物質　136

水素結合　3
水素添加　20
水分活性　4, 89, 97, 102
スクラーゼ　140
スクロース　11, 53
スチレンダイマー　120
ステビオシド　54
ステロイド　21
ステロール　21
ストレッカー分解　63, 90
スーパーオキシド　146
スーパーオキシドジスムターゼ　147

生活習慣病　1
整腸作用　129
セサミノール　151
セルラーゼ　80
セルロース　14, 130
セルロプラスミン　147

粗灰分　37
粗タンパク質量　31
ソーマチン　53
ソルビトール　10, 53

CA 貯蔵　104
GM 食品　108
GSH　147

■た　行

ダイオキシン　119, 120
大豆イソフラボン　121, 141
大豆オリゴ糖　129
大豆タンパク質　133
ダイゼイン　122
多糖　12
ターメリック　51
タール系色素　52
短鎖脂肪酸　132, 140
胆汁酸　132, 134, 135
炭水化物　6
単糖　6
タンニン　57, 58
タンパク質　23
　──，球状　26

――，繊維状　26
――の変性　29
――分解酵素　31

チオレドキシン　147, 148
チモール　60
茶ポリフェノール　138
中間水分食品　5
中性脂肪　18
腸管免疫　143

テアニン　56
テアフラビン　51, 94
低アレルゲン性食品　145
低アレルゲン米　113
低分子化アルギン酸ナトリウム　130, 134
テオブロミン　56
鉄（Fe）　36
テトロドトキシン　66
テルペノイド　21
テルペン　61
デンプン　13

豆鼓エキス　140
糖脂質　21
糖質　6
糖尿病　139
特定危険部位　115
特定保健用食品　126, 127, 128
ドコサヘキサエン酸　17
トコフェロール　43, 72
α-トコフェロール輸送タンパク質　149
杜仲　136
トリフェニルスズ　118
トリブチルスズ　117, 118
トリメチルアミン　62
トレハロース　11

DDT　117, 118, 120
DOPA　83, 94
T細胞　142
Th1細胞　142
Th2細胞　142

■な 行

ナイアシン　39
内分泌攪乱物質　116
ナトリウム（Na）　36
ナリンギン　55
難消化性オリゴ糖　12

難消化性多糖類　12
難消化性デキストリン　130, 140

にがり　35
肉骨粉　114
二次構造　28
N-ニトロソアミン　76
ニトロソ化合物　67
乳塩基性タンパク質　141
乳果オリゴ糖　129
乳酸菌　126, 129, 130
乳タンパク分解物　138
ニンヒドリン反応　31

ネオヘスペリジン　55

p-ノニルフェノール　117
ノニルフェノール　116
ノンオルトコプラナーPCB　117

■は 行

パイエル板　143
バニリン　60
パパイン　81
パラチノース　138
パントテン酸　40

ビオチン　41
光増感酸化　73
非共役二重結合　16
非酵素的褐変　86
ヒスタミン　142
ヒステリシス　6
ヒストン　28
ビスフェノールA　116, 121
ビタミン　37
　――A　42
　――B_1　38
　――B_2　39
　――B_{12}　41
　――C　42, 149
　――D　43, 131
　――E　43, 149
　――K　44
　――K_2　141
　――，脂溶性　37
　――，水溶性　37
ビタミン増強米　113
ヒドロキシルラジカル　145
ヒドロペルオキシド　68, 70, 71, 73, 82, 84
ビフィズス菌　129

氷温貯蔵　99
病原性大腸菌O157　106
ピラジン類　63, 90
ピラノース　8
ピリドキサミン　40
ピリドキサール　40
ピリドキシン　40
ビリルビン　147

ファイトエストロゲン　119, 121
フィチン酸　35, 36, 131
フィロキノン　44
副交感神経　135
フクロノリ抽出物　138
フタル酸-2-エチルヘキシル　117
フタル酸エステル　116
不飽和脂肪酸　16
フラクトオリゴ糖　129, 130
フラノース　8
フラバノン　49
フラボノイド　152
フラボノイド色素　49
フラボノール　49
フラボン　49
プリオン　115
フルクトース　9, 53
プレバイオティクス　144
プロスタグランジン　145
プロタミン　28
プロバイオティクス　144
プロピオン酸　60
プロビタミンA　42, 49
プロラミン　28

ペクチン　14, 130
ヘテロサイクリックアミン　67, 75, 92
ペプチド　126, 133
ヘミアセタール　7
ヘミセルロース　14, 130
ヘム　46
ヘム鉄　137
ヘモグロビン　47
変異型クロイツフェルトヤコブ病（vCJD）　114
変異原物質　65, 67, 92
ベンツピレン　67, 105

飽和脂肪酸　16
補酵素　79
ホスビチン　36
ホモゲンチジン酸　58
ポリグルタミン酸　131
ポリデキストロース　130

ポリフェノール　151
ポリフェノールオキシダーゼ　83, 93
ポルフィリン環　137
ポルフィリン色素　46

β-構造　28
BHA（butyl hydroxyanisole）　72, 153
BHT（butyl hydroxytoluene）　72, 153
BSE　106, 114
────検査　115
HACCP　106
PCB　116, 117, 121

■ま　行

マグネシウム（Mg）　35
マスト（肥満）細胞　142
マルチトール　12, 138
マルトース　11
マンノオリゴ糖　129
マンノース　9

ミオグロビン　47
水　3
ミュータンス菌　137
ミロシナーゼ　65, 82

虫　歯　139

メイラード反応　32, 52, 87, 90
メタロチオネイン　147, 148
メチオニンスルホキシド　32
S-メチル-システインスルホキシド
　　135
メナキノン　44
メラニン　83, 94
メラノイジン　72, 88
免疫グロブリン A　143
免疫グロブリン E　142
メントール　60

■や　行

有機塩素系農薬　121
有効性試験　126

葉　酸　41, 125
ヨウ素価　20
四次構造　29

UHT 法　100

■ら　行

酪　酸　60
ラクターゼ　80
ラクチュロース　129
ラクトース　11
ラクトトリペプチド　136
ラフィノース　129

リアーゼ　82
リグニン　130
リコピン　49
リジノアラニン　32, 77
リスク管理　107
リスクコミュニケーション　107
リスク評価　107
リスク分析　107
リノール酸　17, 68, 71
α-リノレン酸　17, 68, 82
γ-リノレン酸　17
リパーゼ　81
リポキシゲナーゼ　81, 83
リボフラビン　39
緑茶カテキン　151
緑茶フッ素　139
リ　ン（P）　35
リン酸　131
リン酸化オリゴ糖カルシウム　139
リン酸カルシウム　34
リン脂質　21
リン脂質結合大豆ペプチド　133

ルチン　49
ルテイン　150

冷　蔵　99
冷凍貯蔵　99
レシチン　21
レチノール　42
レニン・アンジオテンシン系　135
レンチオニン　62
レンネット　109

ロイコトリエン　142, 145
ロ　ウ　20
老　化　74

■わ　行

わかめペプチド　136

監修者

吉田　勉（よしだ　つとむ）
1952 年　東京大学農学部卒業
現　在　東京都立短期大学名誉教授　農学博士
専　攻　食品栄養学・栄養化学

編著者

早瀬文孝（はやせ　ふみたか）
1974 年　東京大学大学院農学研究科博士課程修了
現　在　明治大学名誉教授
　　　　農学博士
専　攻　食品化学・食品機能化学

佐藤隆一郎（さとう　りゅういちろう）
1985 年　東京大学大学院農学系研究科博士課程修了
現　在　東京大学大学院農学生命科学研究科特任教授
　　　　東京大学名誉教授　農学博士
専　攻　食品生化学　分子生物学

執筆者

臼井照幸（うすい　てるゆき）
2005 年　明治大学大学院農学研究科博士後期課程修了
現　在　女子栄養大学栄養学部教授
　　　　博士（農学）
専　攻　食品化学

金子成延（かねこ　しげのぶ）
1988 年　東京大学大学院農学系研究科博士課程修了
現　在　（独）農業・食品産業技術総合研究機構
　　　　次世代作物開発研究センター　上級研究員
　　　　農学博士
専　攻　食品化学　農作物利用学

竹中麻子（たけなか　あさこ）
1990 年　東京大学大学院農学生命科学研究科博士課程
　　　　退学
現　在　明治大学農学部教授
　　　　博士（農学）
専　攻　農芸化学

長澤孝志（ながさわ　たかし）
1982 年　東京大学大学院農学系研究科博士課程修了
現　在　岩手大学名誉教授
　　　　農学博士
専　攻　栄養生化学

渡辺寛人（わたなべ　ひろひと）
1993 年　東京大学大学院農学系研究科博士課程修了
現　在　明治大学農学部教授
　　　　博士（農学）
専　攻　食品化学

渡邊浩幸（わたなべ　ひろゆき）
1993 年　岩手大学大学院連合農学研究科博士課程
　　　　修了
現　在　高知県立大学保健栄養学部教授
　　　　博士（農学）
専　攻　食品学　食品機能学

わかりやすい食品化学（第 2 版）

2008 年 4 月 25 日　初　版第 1 刷発行
2018 年 3 月 20 日　初　版第 10 刷発行
2019 年 3 月 1 日　第 2 版第 1 刷発行
2023 年 4 月 25 日　第 2 版第 3 刷発行

Ⓒ　監修者　吉田　　勉
　　発行者　秀島　　功
　　印刷者　江曽　政英

発行者　**三共出版株式会社**　東京都千代田区神田神保町 3 の 2
振替　00110-9-1065
郵便番号 101-0051　電話 03-3264-5711 ㈹　FAX 03-3265-5149

一般社団法人 日本書籍出版協会・一般社団法人 自然科学書協会・工学書協会　会員

Printed in Japan　　　　　　　　　　　　　　　印刷・製本　理想社

JCOPY《（一社）出版者著作権管理機構　委託出版物》

本書の無断複写は著作権法上での例外を除き禁じられています．複写される場合は，そのつど事前に，（一社）出版者著作権管理機構（電話 03-5244-5088，FAX03-5244-5089，e-mail:info@jcopy.or.jp）の許諾を得てください．

ISBN978-4-7827-0782-1